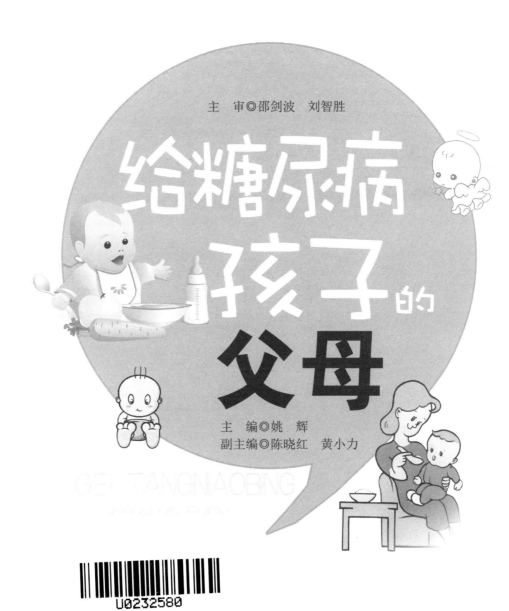

主　审◎邵剑波　刘智胜

给糖尿病孩子的父母

主　编◎姚　辉
副主编◎陈晓红　黄小力

GEI TANGNIAOBING

长江出版传媒　湖北科学技术出版社

U0232580

图书在版编目（ＣＩＰ）数据

给糖尿病孩子的父母 / 姚辉主编. -- 武汉 ： 湖北
科学技术出版社,2011.6（2022.3 重印）
　（好父母必备丛书）
　ISBN 978-7-5352-4729-2

　Ⅰ.①给… Ⅱ.①姚… Ⅲ.①小儿疾病：糖尿病-防
治-问题解答 Ⅳ.①R725.8-44

中国版本图书馆 CIP 数据核字(2011)第 065587 号

责任编辑： 赵襄玲　　　　　　　　　封面设计：胡　博　戴　旻
出版发行：湖北科学技术出版社　　　　电话：027-87679468
地　　址：武汉市雄楚大街 268 号　　　邮编：430070
　　　　　（湖北出版文化城 B 座 13-14 层）
网　　址：http://www.hbstp.com.cn
印　　刷：武汉中科兴业印务有限公司　　　　邮编：430071
700×1000　　　　1/16　　　　　10 印张　　　　200 千字
2011 年 6 月第 1 版　　　　　　2022 年 3 月第 2 次印刷
　　　　　　　　　　　　　　　　　　　　定价：29.80 元

主编简介

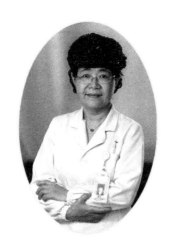

　　姚　辉，医学博士，二级主任医师，硕士生导师；武汉市儿童医院内分泌科主任。

　　学会兼职：中华医学会儿科学分会内分泌遗传代谢学组委员，中国医师协会儿童健康专业委员会青春期医学学组委员，湖北省医学会儿科分会委员，湖北省儿科内分泌遗传代谢学组副组长，湖北省医疗事故鉴定委员会专家，华中科技大学、江汉大学硕士生导师，《中华实用儿科临床杂志》通讯编委，《中华医学遗传学杂志》编委。

　　从事小儿内科临床、科研、教学工作20余年。对各种儿童内分泌疾病的临床诊治有较深造诣。发表论文近50篇，主编儿科内分泌书籍3部，参编儿科专著2部。科研成果荣获湖北省科技进步三等奖，武汉市科技进步一、二等奖、三等奖。

前言

在长期的临床工作中,儿童1型糖尿病一直是小儿内分泌医生的工作重点。因为作为医生,我们十分清楚,孩子一旦被诊断为1型糖尿病,则意味着孩子需要终身胰岛素替代治疗、需要终身监测血糖、需要终身控制饮食。如果不用胰岛素治疗,则会因为急性并发症酮症酸中毒而丧命;不监测血糖不能保证血糖正常则会死于远期并发症如尿毒症、冠心病等。糖尿病对于患儿和家长来说,就是命运的挑战和挑衅。

面对命运的挑战,我们别无选择,只能面对,只能尽全力去了解它,战胜它。依靠医学、医生的指导,依靠自己的学习和治疗,保证孩子的健康。

我们想告诉大家的是,不要绝望,糖尿病并不是绝症,并不是无药可治的疾病。它是可以治疗和控制的疾病。要有信心,要看到事情积极乐观的一面。只要我们充分了解糖尿病,把血糖控制在正常范围,糖尿病患者就可以和正常人一样,学习、工作、结婚、生子、终老。生活照样可以很精彩。世界上第一例用胰岛素治疗的美国女孩 Elizabeth Evans Hughes,活了73岁,一辈子活得很精彩。

我们观察到糖尿病患儿的家长对待孩子往往走两个极端,或觉得孩子太可怜,各方面迁就孩子、娇惯孩子;或觉得孩子是个大负担,厌恶孩子、怨恨孩子。这两者对孩子的成长都十分不利。我们在这里请求父母善待自己的孩子,不要太娇惯糖尿病孩子,反而应该更严格地要求和教育他们,早早培养其直面疾病和自立的精神,面对人生的积极乐观的态度,恳请家长千万不要用自己的悲观和丧气去影响孩子，既然悲伤、哀怨不能改变现实，为什么不笑对疾病呢？

儿童1型糖尿病的胰岛素注射治疗可以用简单的注射器，也可以用笔或用泵，费用也由低到高不等。患者可以根据家庭现有的经济条件选择相应的治疗方法，但无论如何要使孩子得到应有的胰岛素治疗和血糖检测，不要让孩子在10年、20年后陷入失明、尿毒症或心脏病的悲惨中。

一直在找一本详尽描述1型糖尿病的书，让家长和孩子可以带在身边，告诉家长什么是血糖、什么胰岛素、什么是糖化血红蛋白？孩子低血糖该怎么处理？什么时候应该给孩子检查有无并发症？这样一本书，患者有疑问时可以查询、有状况时可以自救，真正起到贴身的糖尿病教育的作用，对患儿的健康起到保驾护航的作用。我们到各个书店、网站搜寻，有很多关于2型糖尿病的书，但没有一本专门的儿童糖尿病的书。

而家长和患儿迫切需要这样一本书！我们深切地感受到，家长并非专业医师，文化程度不同、接受能力不同，要在诊断糖尿病的初期很快、很深入地了解糖尿病，几乎是不可能的。虽然我们很注意对家长和孩子进行糖尿病教育，甚至出院前还要考家长糖尿病的相关知识，但毕竟住院的时间短、医生的精力有限、学习的内容有限，很多家长都反映没有学懂、没有掌握。家长们期盼能有一卷在手，给他们随时的帮助。所以我们给大家编写了一本这样的书，让家长能够仔仔细细、一点一滴地阅读，知道得越多、掌握得越多，战胜疾病的概率就越大，孩子的未来就越有保障。

在本书的编写过程中，我们尽量考虑到糖尿病患儿父母的实际需求，力求做到简明、通俗、实用，让大家看得懂、学得会、用得上。真诚期望本书能成为糖尿病患儿及父母的家庭帮手，成为医疗、护理、保健专业人员的实用工具。

武汉市儿童医院　　姚　辉

Contents

目 录

一、认识糖尿病

1 什么是糖尿病?

糖尿病是血浆葡萄糖增高超过正常水平的一种慢性代谢异常的遗传异质性疾病。它是由于胰岛素分泌绝对或相对不足和胰岛素功能缺陷引起的高血糖;同时有蛋白质和脂肪的代谢异常。

2 糖尿病的特点是什么?

糖尿病为常见病、终身疾病、可控制的疾病、医生做指导患者自我管理的疾病、不断变化的疾病。胰岛素依赖型糖尿病常常突然起病。

3 糖尿病有哪些症状?

糖尿病早期表现:进食多,但体重不增或体重下降、烦渴、遗尿(尿床)、尿频、尿量多,总是疲倦。

糖尿病急性期症状：皮肤和口唇干燥、呼吸沉重而吃力、尿糖和尿酮体均阳性、血糖非常高，超过正常血糖水平、食欲减退、呼吸有烂苹果味、腹痛。

糖尿病的其他症状：疲倦、皮肤瘙痒、外阴发痒（女）、包皮发炎（男）、出汗异常、视力模糊、肢体发麻、蚁爬感，皮肤生疮、疖、伤口不愈。

4 糖尿病患者都能及时得到确诊吗？

糖尿病一般起病隐匿，细心的父母才能早期发现。约有 40%糖尿病患儿以酮症酸中毒就诊，这类患儿常因急性感染、过食、诊断延误或诊断已明确诊断但突然中断胰岛素治疗等因素诱发。起病急，进食减少，恶心、呕吐，腹痛，关节或肌肉疼痛，并出现脱水和酸中毒征象，即皮肤黏膜干燥，呼吸深长，呼气中有酮味，严重时出现血压下降，神志淡漠，嗜睡甚至昏迷。

5 尿糖是怎么产生的？

肾脏滤过血液中的代谢废物和过多的水。当血糖超过正常水平时，肾脏保留不住糖，糖就出现在尿中。尿中含糖会引起尿量和排尿频率的增高。尿量的增加引起渴感的加重。

6 尿中的酮体是怎么来的？

由于胰岛素缺乏，机体不能利用葡萄糖，就只能用脂肪作为能量。这常常引起体重的下降。当脂肪分解量太大、速度太快，就产生丙酮（酮体）。丙酮在血中的浓度增加，溢出到尿中。太多的酮体在血中将引起酮症酸中毒。

7 糖尿病诊断的标准是什么？

2019 年世界卫生组织颁布糖尿病诊断标准：①空腹血糖 ≥7.0mmol/L（静脉血浆）；②口服糖耐量负荷后 2 小时血糖 ≥11.1mmol/L（静脉血浆）；③随机血糖 ≥11.1mmol/L（静脉血浆），且伴有糖尿病症状。若符合上述标准但无症状者，建议在随后的 1 天重复检测以确认诊断。

8 什么是糖耐量受损？

糖耐量受损标准：空腹血糖 < 5.6mmol/L，口服糖耐量负荷后 2 小时血糖 7.8～11.1mmol/L（静脉血浆）。

9 什么是空腹血糖受损？

空腹血糖受损标准：空腹血糖 5.6～6.9mmol/L，口服糖耐量负荷后 2 小时血糖 < 7.8mmol/L

（静脉血浆）。

10 什么是血糖？

血糖是指血液中各种单糖的总称，包括葡萄糖、半乳糖、果糖和甘露糖等。但主要是指血浆葡萄糖。正常空腹血糖波动在 3.9～5.6mmol/L。餐后 2 小时血糖不超过 7.8mmol/L。

11 血糖的来源有哪些？

血糖的来源有两个。其一为外源性，食物中的葡萄糖经过消化道的消化和吸收进入血液循环，它是引起餐后血糖升高的来源；其二是由肝脏产生的内源性葡萄糖，它可以使血糖在禁食 10 小时以上的状态下仍然能维持在正常的低水平。

12 为什么人体维持正常血糖很重要？

维持正常的血糖浓度很重要，全身各组织细胞都需要从血液中获取葡萄糖，特别是脑组织、红细胞等几乎没有糖原贮存，必须随时由血液供给葡萄糖，以取得自身生存、代谢和功能所需要的能量。

13 为什么人体的血糖总能保持动态平衡？

因为人体内有一套调节血糖浓度的机制，这套机制是以激素调节为主、神经调节为辅来共同完成的。主要是激素调节，即胰岛素对血糖含量的调节。

14 人体的血糖是如何靠激素调节的？

当血液中的血糖浓度升高时，会刺激胰岛素释放；当血糖浓度降低时，则会引起使血糖升高的另一类激素（胰高血糖素或肾上腺素）的释放。由于它们之间的微妙关系，使得人体血糖含量总能保持在正常范围内。

15 糖尿病分为哪几种类型？

世界卫生组织 2019 年将糖尿病分为 1 型糖尿病、2 型糖尿病、特殊类型糖尿病、混合型糖尿病、未分类型糖尿病、妊娠期首诊的高血糖等六类。

16 什么是胰岛素依赖型糖尿病（1 型糖尿病）？

1 型糖尿病（T1DM）又称胰岛素依赖型糖尿病，是指由于胰岛β细胞破坏，导致胰岛素绝对缺乏而引起的高血糖所致的糖尿病。

胰岛素依赖型糖尿病（1 型糖尿病）常常在 15 岁之前起病，但也可在成人发病。糖尿病累及的腺体叫胰腺，位于胃的背后。胰腺特有的细胞（β细胞）产生的一种激素叫胰岛素。身体由成千上万个细胞组成，所有的细胞都需要我们从食物中摄取的糖作为能量。就像汽车没有油不能跑一样，胰岛素是糖（血糖）从血进入细胞的"钥匙"。没有这把"钥匙"，糖待在血液里，细胞不能利用糖作为能量。这样血液中的糖累积太多就从尿中排出。胰岛素依赖型糖尿病患者的胰腺不能生产足够的胰岛素，为了帮助身体细胞利用糖，胰岛素依赖型糖尿病患儿必须接受胰岛素注射治疗。

17 什么是2型糖尿病？

2型糖尿病（T2DM）又叫非胰岛素依赖型糖尿病（NIDDM），是指以胰岛素抵抗为主且伴有胰岛素相对不足，或以胰岛素分泌不足为主伴有胰岛素抵抗而致血糖升高的糖尿病。

18 为什么儿童糖尿病让人恐惧？

因为儿童糖尿病多为1型糖尿病，诊断为1型糖尿病，意味着孩子要终身注射胰岛素并检测血糖。如果血糖控制不好，会出现大血管和小血管并发症，如视网膜病变、糖尿病肾病等非常严重的疾病，所以儿童糖尿病让人恐惧。但如果经过努力，将血糖控制得很好的话，也可以如正常人一样工作、结婚、生子、终老。

19 1型糖尿病是怎么发生的？

糖尿病的病因并不完全清楚。一些专家认为糖尿病是遗传的（在家庭中发生），但遗传并不能完全解释糖尿病的发生，也可能由环境引发，还没有任何方法能够预防糖尿病在儿童中的发生。也有人认为机体将自己产生胰岛素的β细胞错认为是外来细胞而想消灭这些细胞，这叫自身免疫过程。

20 2型糖尿病有什么特点？

这是最为常见的一种类型的糖尿病，与1型糖尿病相比，2型糖尿病患者高血糖症状及体重下降并不十分严重，有些患者体重根本没有变化。除非同时患有其他严重的疾病，一般情况下2型糖尿病不会出现持续的酮尿。尿糖常是较严重的，有些患者常因为先发现尿糖阳性，进一步检查才发现患有糖尿病。随着年龄的增长，2型糖尿病的发病率呈特征性地升高，2型糖尿病有着非常强的家族性。

2型糖尿病可以被再分为肥胖与非肥胖两型，此两者的差别可能反映了各自在病因机制上的不同：肥胖患者组织出现胰岛素抵抗，导致葡萄糖耐量低减；而非肥胖患者，胰岛素分泌不足更为显著。大多数 2 型糖尿病患者两种情况都有。为了使 2 型糖尿病患者高血糖得到良好的控制，也需要胰岛素治疗，这种情况有时与胰岛素依赖型糖尿病很难区别。除此之外，有些 2 型糖尿病患者可以出现 1 型糖尿病的一些免疫标记物。

21 如何鉴别 1 型和 2 型糖尿病？

应该从以下几个方面区分 1 型糖尿病与 2 型糖尿病：①突然发生严重高血糖症状的病史。2 型糖尿病的出现经常是比较缓慢的，但是也有一些交叉，有时仅依据发病快慢很难将两者区分开来。②近期有显著的体重下降。这在 2 型糖尿病患者中很不常见，大部分 2 型糖尿病患者是超重的，但是，有很少的 1 型糖尿病为肥胖者，并且在体重明显下降之前就已被诊断，从另一个角度讲，也有非肥胖的 2 型糖尿病患者。③自发而持久的酮症或酮尿。这是胰岛素严重不足的特点。在糖尿病患者中，尿酮体水平为＋＋或＋＋＋，强有力地表明患者为 1 型糖尿病，但是 2 型糖尿病患者长时间的空腹或同时患有其他严重疾病时偶尔也会引起相同程度的酮症。④对于胰高血糖素的刺激产生不恰当的 C 肽应答。C 肽的分泌是判定胰岛β细胞能力的一项强有力的指标，在标准化的 lmg 胰高血糖素（一种有力的胰岛素分泌促进剂）静脉注射后 6 分钟，血浆 C 肽水平达到峰值，此峰值水平有助于大部分 1 型糖尿病的鉴别诊断。在 C 肽的应答上存在有变异性，特别是在 2 型糖尿病患者中，1 型糖尿病和 2 型糖尿病人群之间存在一些小的交叉，胰高血糖素刺激后 C 肽水平小于 0.6nmol/L 表明患者需要外源性胰岛素治疗。胰高血糖素刺激实验的一项替代实验是口服液态的含有混合营养素的饮食刺激试验，此实验有较高的可重复性。24 小时尿 C 肽浓度反映一天内所分泌的 C 肽的总量，它同样被用于对 1 型糖尿病和 2 型糖尿病的鉴别诊断。⑤存在有自身免疫活性标记物或者有发生 1 型糖尿病的易感性。这包括抗β细胞自身抗原的循环自身抗体如谷氨酸脱羧酶（GAD）和胰岛素、胰岛细胞的抗体以及组织相容性抗原（HLA）的状态。但目前这些检查还不能广泛地运用在临床上，而且它们也有可能存在于 2 型糖尿病患者甚至是非糖尿病人群中，所以临床使用受到了限制。

如上所述，新诊断为糖尿病的个体最终被诊断为 1 型糖尿病，有很多临床和实验室检测的数据作依据，再加上医生的经验，有时最开始的分型可能随着患者临床情况的进一步明朗而发生改变。

22 妊娠糖尿病是怎样发生的？

妊娠糖尿病与后代患糖尿病的危险有关，且妊娠次数也与糖尿病的发生呈相关性，妊娠次数多者发生糖尿病的危险性高于妊娠次数少者。这是因为在妊娠期间雌激素增多，雌激素一方面可以诱发自身免疫，导致胰岛β细胞破坏，另一方面，雌激素又有对抗胰岛素的作用，因此，多次妊娠可诱发糖尿病。

23 糖尿病会不会传染？

糖尿病不是传染病，所以不会传染，但可能会遗传给下一代，特别是 2 型糖尿病，父母亲任一方有糖尿病的话，子女患糖尿病的概率有 1/4，如父母亲双方都有糖尿病的话，子女患糖尿病的概率有 1/2～2/3。而 1 型糖尿病的子女患糖尿病的概率比一般人稍大，父亲患 1 型糖尿病，子女危险率约为 7%，母亲患 1 型糖尿病，子女危险率约为 2%，同胞之一患 1 型糖尿病，其他孩子患病危险率 3%～6%。

24 糖尿病可以治愈吗？

糖尿病目前不能治愈，但某些 2 型糖尿病凭借饮食控制和运动，甚至不需药物治疗就可以把血糖控制在正常范围之内，但一旦停止饮食控制、运动和药物治疗，血糖还是会逐渐升高。1 型糖尿病则必须终身使用胰岛素替代治疗。

25 糖尿病与哪些因素有关？

与糖尿病有关的因素有遗传因素、环境因素、病毒感染等。

26 孩子出现哪些表现时就应该警惕糖尿病？

糖尿病的表现有多饮、多尿、多食、体重下降、乏力或视力下降。多尿常为首发症状，如夜尿增多，甚至发生遗尿，较大儿童突然出现遗尿应考虑有糖尿病的可能性。部分小婴儿首发表现为酮症酸中毒。糖尿病以上的临床表现被人们概括为"三多一少"。

27 为什么糖尿病患儿会多尿？

是由于血糖过高，超过肾糖阈（8.89～10.0mmol/L），经肾小球滤出的葡萄糖不能完全被肾小管重吸收，尿中葡萄糖多，带出来的水就多，形成渗透性利尿。血糖越高，尿糖排泄越多，甚至 24 小时尿量可达 5 000～10 000ml。有些原来不尿床的孩子开始尿床就应该引起注意，因为有些 1 型糖尿病起病就是从尿床开始的。

28 为什么糖尿病患儿会多饮？

主要由于高血糖使血浆渗透压明显增高，加之多尿，水分丢失过多，发生细胞内脱水，加重高血糖，使血浆渗透压进一步明显升高，刺激渴感中枢，导致口渴而多饮。多饮进一步加重多尿。

29 糖尿病患儿体重下降的原因是什么？

糖尿病患儿尽管食欲和食量正常，甚至增加，但体重下降，主要是由于胰岛素绝对或相对缺乏或胰岛素抵抗，机体不能充分利用葡萄糖产生能量，致脂肪和蛋白质分解加强，消耗过多，呈负氮平衡，体重逐渐下降，乃至出现消瘦。

30 为什么糖尿病患儿精神差、无力？

由于葡萄糖不能进入细胞、组织，人体不能充分利用葡萄糖和有效地释放出能量，使身体的组织、器官都没有能量可用，同时组织失水、电解质失衡及负氮平衡等，因而人体感到全身乏力，精神萎靡。

31 为什么有些糖尿病患儿会出现视力下降？

不少糖尿病患儿在早期就诊时，主诉视力下降或模糊，这主要可能与高血糖导致晶体渗透压改变，引起晶体屈光度变化所致。早期一般多属功能性改变，一旦血糖获得良好控制，视力可较快恢复正常。

32 为什么糖尿病病人会多食？

糖尿病病人由于胰岛素的绝对或相对缺乏或组织对胰岛素不敏感，组织摄取利用葡萄糖能力下降，虽然血糖处于高水平，但动静脉血中葡萄糖的浓度差很小，组织细胞实际上处于"饥饿状态"，从而刺激摄食中枢，引起饥饿、多食；另外，机体不能充分利用葡萄糖，大量葡萄糖从尿中排泄，因此血糖虽高，机体实际上却处于半饥饿状态，能量缺乏亦引起食欲亢进。

33 1型糖尿病的临床过程可分哪几期？

1型糖尿病的病程可分为糖尿病前期、临床糖尿病期、部分缓解期（蜜月期）、病情强化期、永久性完全依赖胰岛素期。

（1）糖尿病前期。是指糖尿病临床症状出现前数月或数年，以患者体内出现自身抗胰岛细胞的抗体为特征。

（2）临床糖尿病期。出现"三多一少"症状或酮症酸中毒，需积极治疗，控制血糖降至接近正常，临床症状消失。

（3）部分缓解期（蜜月期）。是指1型糖尿病患者在初次诊断并开始治疗后短时间内需要的胰岛素剂量可能明显减少，其内源性胰岛素分泌有暂时的部分恢复，约有80%的患者出现部分缓解期。其定义为：每天所用胰岛素的剂量小于0.5U/kg；血糖经常在较满意的水平；糖化血红蛋白小于7%。30%～60%的患者在治疗后1～6个月出现，维持数周或数月。在这一时期，患者仍需注射小剂量胰岛素。蜜月期一结束，胰腺就不再产生胰岛素，胰岛素的用量增大。

（4）糖尿病强化期。当胰岛β细胞继续遭受免疫损伤、功能进一步下降时，胰岛素用量需要不断增加，此时成为糖尿病强化期。

（5）永久性完全依赖胰岛素期。是指当β细胞功能基本衰竭，患者必须完全依赖外源性的胰岛素才能生存。此期胰岛素完全缺乏是引起患者血浆葡萄糖水平大幅度波动的原因。

34 糖尿病部分缓解期（蜜月期），需要用胰岛素吗？

蜜月期只是胰岛细胞暂时部分的恢复，如果行口服葡萄糖耐量试验（OGTT试验），其结果还是异常的，此期建议坚持皮下小剂量胰岛素（每天0.1U/kg）维持治疗以保护残存的胰岛细胞，延缓病情的发展。

35 全球患糖尿病的人多吗？

糖尿病患病率呈现出世界性的上升趋势，糖尿病是现代疾病中的第二大杀手，其对人体的危害仅次于癌症。世界卫生组织报告，1998年，全球有糖尿病患者1.43亿人，预测到2025年将猛增至3.0亿人，其中发达国家增加45%，发展中国家增加200%，新增病例将主要集中在亚洲及非洲等发展中国家。这些新增的糖尿病人多为2型糖尿病。

36 不同种族的人得1型糖尿病的概率一样吗？

1型糖尿病患病率各国报道差异很大，相对多见于白种人或有白种人血统的人群，在日本、中国、菲律宾、美国印第安人、非洲黑人等人种中相对少见。如芬兰人发病率约为45/10万，而中国人约3/10万。

37 我国糖尿病的流行病学特点是怎样的？

①近20年来糖尿病发病率显著升高，中国有超过1亿名糖尿病患者，主要为2型糖尿病，占90%～95%，1型糖尿病占5%～10%；②与生活方式改变明显相关：饮食总量、结构、体力活动；③2型糖尿病起病年龄提前，40岁以下占30%，儿童、青少年即可起病；④糖尿病慢性并发症提早出现。

38 糖尿病患儿家长应该了解哪些与糖尿病相关的重要信息？

①人们不能战胜 1 型糖尿病，但可以通过胰岛素注射、血糖检测、饮食调节和锻炼来控制糖尿病。②糖尿病不会传染。③每 10 个糖尿病患者中有 1 个是胰岛素依赖型糖尿病（1 型）。④另一型糖尿病为 2 型，即非胰岛素依赖型糖尿病（NIDDM）。2 型糖尿病比 1 型更多见。糖尿病总群体中 10 个有 9 个是 2 型的。2 型糖尿病多在 40 岁起病，但现在也见于儿童。儿童以 1 型糖尿病为主。2 型糖尿病患者可以分泌自己的胰岛素，但机体却不能有效地使用它们。2 型糖尿病可仅仅通过饮食计划或饮食计划辅助胰岛素或其他药物来控制。

39 1 型糖尿病发病的年龄特征是怎样的？

1 岁以下儿童极少见，在整个儿童期内，1 型糖尿病的发病率稳步地升高，在学龄前期 4～6 岁有一个小高峰，青春期附近 10～14 岁发病率有一个大高峰，而到 20 岁以后，1 型糖尿病的发生率则处于一个相对较低的水平。

40 1 型糖尿病多在什么季节发病？

1 型糖尿病的发生有非常明显的季节性，大多数发生在秋季和冬季，而春季和夏季则相对较少。引起这种现象的可能推测为 1 型糖尿病的发生与这些季节高发的病毒感染有关。

41 采血部位不一样测血糖的数值会有差异吗？

静脉血一般在医院化验室要分离去除红细胞后用血浆进行自动或半自动的仪器测定。而指尖血则是用一滴全血在试纸上以袖珍血糖仪快速测定。血浆和全血的血糖值可能不一样。因为红细胞中葡萄糖很少，所以含有红细胞的全血的空腹血糖值比血浆的血糖值要低约 12％。目前糖尿病的诊断标准是空腹血浆血糖值≥7mmol/L。如测毛细血管全血，则此值相应为大于或等于 6.1mmol/L。

42 测量静脉血血糖应该注意什么？

抽取静脉血后应该立即送检验科，检验科化验人员应该立即将全血离心，取出血浆。否则的话，全血中红细胞消耗血糖，放置后再测的血糖有时远远低于实际血糖，不能反映患者真实的血糖状况。

43 血糖仪出现误差的原因有哪些？

①血糖仪代码与试纸条代码不一致；②试纸条过期；③试纸条保存不当；④操作方法不正确；⑤取血部位消毒后残留酒精；⑥采血方法不当；⑦血糖仪不清洁；⑧长时间不进行血糖仪校准；⑨电池电力不足；⑩其他影响因素，例如血液中血细胞比容、甘油三酯浓度、低血压、缺氧状态、某些药物等。

44 糖尿病的发病机制是怎样的？

病毒感染、自身免疫、遗传基因等各种发病因素可导致糖尿病，其病理生理主要是由于胰岛素活性相对或绝对不足以及胰高糖素活性相对或绝对过多所致，也即β细胞和α细胞双边激素功能障碍所致。胰岛素依赖型糖尿病胰岛素分泌细胞严重损害或完全缺如，内源性胰岛素分泌极低，一般在出现糖尿病症状时，胰岛β细胞已经破坏80%以上，需用外源性胰岛素治疗。非胰岛素依赖型糖尿病，胰岛素分泌障碍较轻，基础胰岛素浓度正常或增高，糖刺激后胰岛素分泌晚期则一般均较身体需要为低，即胰岛素相对不足。

45 感染与糖尿病发病的关系如何？

感染在糖尿病的发病诱因中占非常重要的位置，特别是病毒感染是1型糖尿病的主要诱发因素。病毒感染可引起胰岛细胞炎症，导致胰岛素分泌不足而产生糖尿病。另外，病毒感染后还可使潜伏的糖尿病加重而成为显性糖尿病。

46 环境因素对糖尿病发病有什么影响？

在遗传的基础上，环境因素作为诱因在糖尿病发病中占有非常重要的位置。环境因素包括空气污染、噪声、社会竞争等，这些因素诱发基因突变，突变基因随着上述因素的严重程度和持续时间的增长而越来越多，突变基因达到一定程度（即医学上称之为"阈值"）即发生糖尿病。

47 糖尿病患儿应定期检查哪些项目？

定期检查血糖、尿糖、尿酮体、血脂、糖化血红蛋白、心电图、肾功能和神经功能等。糖尿病患者诊断时尿液检查晨尿和餐前尿糖阳性。尿酮体阳性提示有酮症酸中毒。病程长者需选用较敏感方法定期测尿蛋白，及时发现肾脏继发病变。检查空腹全血血糖和血浆血糖分别大于或等于6.1mmol/L和7.0mmol/L，任意血样（非空腹）的血糖≥11.1mmol/L；糖尿病诊断时血清胆固醇、三酰甘油和游离脂肪酸明显增加；酮症酸中毒时血气分析血pH值<7.30，HCO_3^-<15mmol/L；糖尿病患者糖化血红蛋白（HbA1c）测定明显高于正常。

正常人糖化血红蛋白小于6.1%，治疗良好的应小于7%，如大于12%时则表明治疗不当。

48 什么是葡萄糖耐量试验？

健康人在一次食入大量葡萄糖后，血糖浓度仅暂时性轻度升高，2小时后可恢复到正常水平，此谓人体的耐糖现象。葡萄糖耐量试验（OGTT）仅用于症状不明显、尿糖偶尔阳性而血糖正常或稍增高的患儿。采用口服葡萄糖法：试验日零时起禁食，清晨口服葡萄糖1.75g/kg（最大量不超过75g），在口服前（0分钟）和服后60、120和180分钟，采静脉血测血糖和胰岛素含量。正常人空腹血糖 < 5.6mmol/L，60和120分钟分别低于10.0mmol/L和7.8mmol/L；糖尿病患儿的120分钟血糖≥11.1mmol/L，且血清胰岛素峰值低下。

49 葡萄糖耐量试验意义如何？

葡萄糖耐量试验对糖尿病具有很大的诊断价值。对空腹血糖正常或可疑升高及餐后2小时血糖可疑升高等疑有糖尿病者，均须依赖葡萄糖耐量试验才能做出最后诊断。诊断明确的1型糖尿病患者无须再做口服葡萄糖耐量试验。另外，要注意葡萄糖耐量试验不能用于评估糖尿病控制情况。

50 什么是C肽？

C肽又称连接肽，是胰岛β细胞的分泌产物，它与胰岛素有一个共同的前体——胰岛素原。一个分子的胰岛素原经酶切后，裂解成一个分子的胰岛素和一个分子的C肽。

51 C肽在糖尿病诊断中的意义是什么？

胰岛β细胞中合成前胰岛素原，经过蛋白水解作用生成胰岛素原。胰岛素原经蛋白酶水解，生成胰岛素及C肽分泌到β细胞外，胰岛素是与C肽以相等分子分泌进入血液的。通常可以通过检测C肽来从侧面反映胰岛β细胞功能。正因为胰岛素是与C肽以相等分子分泌进入血液的，所以临床上使用胰岛素治疗的病人，血清中存在外来胰岛素及胰岛素抗体，影响放射免疫方法测定血胰岛素水平，在这种情况下可通过测定血浆C肽水平来了解内源性胰岛素分泌状态。

52 C肽释放试验有什么临床意义？

C肽是胰岛素原最后生成胰岛素时的等分子离解产物，因此，测定C肽可以间接反映自身胰岛素的分泌情况。健康人空腹血浆C肽值为0.8～4.0g/L，餐后1～2小时增加

4～5 倍，3 小时后基本恢复到空腹水平。血清 C 肽测定可以排除外源性胰岛素的干扰，尤其对已经开始胰岛素治疗的患者，能更准确地反映患者自身胰岛β细胞的分泌功能。

53 尿微量白蛋白监测的意义如何？

糖尿病患者易并发肾脏损害，如不及时发现和治疗，会逐渐发展为尿毒症。早期糖尿病肾病，尿常规检查尿蛋白常为阴性，易被忽略，待尿常规中出现尿蛋白时，肾脏病变往往已不是早期。尿微量白蛋白监测（UAER）是反映早期肾损害的敏感指标，尿微量白蛋白超过 30mg/24h 或 20μg/min，则提示有早期肾损害。此时如能严格地控制血糖、血压并配合其他治疗，肾功能多半可以恢复正常。

54 监测糖尿病患者的血脂有什么意义？

糖尿病是一种代谢紊乱综合征，除血糖高以外，往往还同时伴有血脂代谢异常等，共同构成了糖尿病慢性并发症的高危因素。糖尿病患者的血脂控制应比一般人更加严格，我国糖尿病学会要求，糖尿病患者血脂应控制在：总胆固醇＜4.5mmol/L，甘油三酯＜1.5mmol/L，高密度脂蛋白胆固醇＞1.1mmol/L，低密度脂蛋白胆固醇＜2.5mmol/L。

55 糖尿病患儿血糖该如何监测？

初诊的糖尿病患儿或有病情变化的应 1 天至少监测 8 次，即三餐前和餐后 2 小时、睡前以及凌晨 3 时；病情稳定、血糖控制良好者可减少监测的次数，但一般应保证每天测 4 次，1 周至少有 1 天测 8 次。每 3 个月必须测糖化血红蛋白（HbA1c），以确认过去 3 个月血糖控制的情况。

56 血、尿酮体监测有什么意义？

重症糖尿病患者由于胰岛素严重缺乏及糖利用障碍，造成脂肪分解，产生大量酮体并在血中堆积，引起糖尿病酮症酸中毒，如不能及时发现和救治，可危及患者生命。尿酮体检查是筛查试验，结果阳性也可能是由于不能进食或呕吐造成的；结果阴性也不能完全排除酮症，故准确性较差。可靠的试验是检测血酮体及血气分析。测定血中的β-羟丁酸含量，超过 0.5mmol/L，血气分析反映代谢性酸中毒，就提示有糖尿病酮症。

57 为什么得了糖尿病要密切监测血糖？

严格控制血糖，使血糖接近正常人水平，可大大延缓各种并发症的发生，提高糖尿病患者的生活质量。而加强血糖的监测是严格控制血糖的基础。

58 餐前血糖监测的意义如何？

反映人体基础胰岛素分泌的水平，建议静息状态下检测。

59 餐后血糖监测的意义如何？

餐后胰岛素水平反映人体餐后胰岛素分泌的水平，增加糖负荷后机体追加胰岛素分泌的水平，在进行药物治疗或饮食控制期间尤其需要观察，是较重要的指标之一。1型糖尿病患者餐后血糖反映进餐与注射胰岛素剂量之间的关系，所用胰岛素剂量应该能够将餐后血糖控制在正常水平。

60 运动前后血糖监测的意义如何？

激烈的运动使机体处于应激状态，使血糖升高，随着时间的推移和体力的消耗、能量消耗，血糖将降低，甚至会引起低血糖。运动前后血糖值是制定适合自己的运动方式、运动时间的依据。

61 睡前或夜间3时左右血糖监测的意义如何？

由于睡前或夜间3时左右血糖过高或过低，次晨都会出现高血糖现象，但处理方法截然不同，建议睡眠中有明显不适的患者增加观察此时血糖，以指导治疗。

62 为什么感冒等急性疾病或其他慢性疾病不稳定时要监测血糖？

由于此时机体处于非正常状态，又有其他药物的作用，血糖比平时波动大，加强血糖监测，将有利于及时采取措施。例如急性腹泻病时，由于感染，身体处于应激状态，反调节激素上升，有使血糖升高的趋势，而因为生病，患者食欲差，进食减少，又有使血糖下降的趋势。血糖不稳定，很容易突发低血糖或高血糖，所以一定要多加监测。

63 为什么说血糖波动大比高血糖危害更大？

①基础研究证实：血糖波动性升高，能够加速血管内皮细胞的凋亡，促进血管并发症的发生与发展；②临床研究证实：血糖反复波动，容易导致治疗过程中频繁发生低血糖，使交感神经兴奋性异常增高，从而增加心脑血管疾病的发生率及死亡率。

64 如何进行糖尿病的自我血糖监测？

自我血糖监测（SMBG）是糖尿病患者最基本的血糖监测形式。糖尿病酮症酸中毒患者严重时每1～2小时监测血糖1次。血糖控制差的患者或病情危重者应每天监测8次。

使用胰岛素治疗者,在治疗开始阶段每日至少监测8次,达到治疗目标后每日监测4次。近年来的研究表明,在轻、中度高血糖的患者中,餐后高血糖起主要作用,而随着糖尿病的恶化,餐前高血糖的作用逐渐占主导地位,提示当餐前血糖和糖化血红蛋白还未控制时,应首先监测空腹血糖;当空腹血糖已获得良好控制但糖化血红蛋白仍未达标者,应注意监测餐后血糖。此外,当糖尿病患者出现低血糖症状或因伴发疾病机体处于应激状态时,应随时加测血糖,以便及时调整治疗方案。然而,自我血糖监测存在一定的局限性:①无法完整反映全天血糖谱,存在监测"盲区";②患者的治疗易受个别不准确测量结果的影响。

65 什么是糖化血红蛋白?

糖化血红蛋白(HbA1c)是血液中红细胞内的血红蛋白与血糖结合的产物。糖化血红蛋白越高表示血糖与血红蛋白结合越多,糖尿病病情也越重。每个红细胞内都有血红蛋白,而红细胞的寿命为120天,所以糖化血红蛋白比例,能反应测定前2~3个月的平均血糖水平。

66 糖化血红蛋白有什么临床意义?

糖化血红蛋白是长期血糖控制最重要的评估指标,也是临床决定是否需要调整治疗的重要依据。以糖化血红蛋白为目标的强化血糖控制均可降低糖尿病微血管及大血管并发症的发生风险。糖化血红蛋白水平不受短期生活方式改变以及上一次进餐时间的影响,可以任何时间采血。糖尿病患者至少每3个月检测1次。糖化血红蛋白正常则并发症少,越高则并发症越多。但是,糖化血红蛋白对调整治疗后的评估存在"延迟效应",不能反映糖尿病患者发生低血糖的风险及血糖波动的特征。

血红蛋白的更新速度可影响糖化血红蛋白的数值,任何可能缩短红细胞寿命的因素,如溶血性贫血都会部分降低糖化血红蛋白水平。相反,任何可以引起红细胞平均寿命增加的因素例如脾大(这会减慢红细胞的清除)和再生障碍性贫血(网织红细胞生成受损),都会增加糖化血红蛋白的浓度且不依赖于血糖水平。

67 如何通过糖化血红蛋白计算血糖?

研究发现糖化血红蛋白与血糖浓度呈明显正相关,糖化血红蛋白每增高1%,则1~2个月前的血糖平均水平约增高1.5mmol,也就是说,糖化血红蛋白 × 1.5 等于近两个月的血糖平均水平,也可用公式计算,平均血糖(mg/dl)= 37 × (糖化血红蛋白-4.55)。如糖化血红蛋白为12%,则近两个月的空腹血糖= 37 × (12-4.55)= 275.7(mg/dl),也就是 15.2mmol/L。此计算法只适用于空腹血糖高的病人血糖预测。

68 什么是果糖胺?

又称糖化血清白蛋白（GA）。果糖胺是血浆中的蛋白质与葡萄糖和其他糖类反应，形成的高分子酮胺，是蛋白质-酮胺的一般名称，它的浓度与血糖水平呈正相关，并相对保持稳定。

69 果糖胺的临床意义是什么?

糖化血清白蛋白（GA）又称果糖胺，是血中葡萄糖与血浆白蛋白发生非酶促反应的产物，由于血浆中占 70% 左右的白蛋白的半衰期为 17～19 天，所以糖化血清白蛋白值反映的是糖尿病患者测定前 2～3 周血糖的平均水平。血糖与血红蛋白结合极其缓慢，一旦结合，不易解离，相对而言，血糖与血清白蛋白结合的过程比较容易，比较快速。糖尿病患者降糖治疗过程中，糖化血清白蛋白浓度的变化早于糖化血红蛋白的改变，故对治疗方案调整后短期疗效的评估，糖化血清白蛋白的临床参考价值要优于糖化血红蛋白。它的测定不受血糖的影响。与糖化血红蛋白相仿，糖化血清白蛋白不能精确反映糖尿病病人发生低血糖的风险，也不能反映血糖波动的特征。糖化血清白蛋白不用于血管病危险率的评价。

70 影响糖化血清白蛋白的因素有哪些?

血白蛋白的更新速度也影响糖化血清白蛋白值的水平：同样的血糖水平，血白蛋白更新速度加快的个体，糖化血清白蛋白水平较低，血白蛋白更新速度较低的个体，糖化血清白蛋白水平较高，在评估伴有白蛋白转化异常的临床疾病如肾病综合征、甲状腺功能异常、肝硬化的糖尿病患者的糖化血清白蛋白水平时须考虑到这一因素。此外，国内外的研究结果均显示体重指数与糖化血清白蛋白水平呈负相关，肥胖个体的白蛋白水平较高，其白蛋白的更新速度较快，糖化血清白蛋白水平较低。

71 糖尿病患者应该如何监控自己的血糖?

科技的发展使糖尿病患者能用今天的技术来保护自己的现在和未来。就血糖监测而言，从监测某一时间点血糖的自我血糖监测到监测 3 天血糖的动态血糖监测，以及反映 2～3 周血糖的糖化血清白蛋白，2～3 个月血糖的糖化血红蛋白，是一个有机的整体，各有优点，互为补充。我们应该充分利用好上述的监测手段，进行有机结合，从而使糖尿病患者的血糖安全稳定达标，减少并发症的发生。

72 什么是动态血糖监测?

动态血糖监测系统,也叫血糖 Holter,通过血糖感受芯片自动收集数百个血糖信息(包括夜间),准确、全面地反映患者昼夜血糖变化规律,为后期的诊断治疗提供依据。该系统每 5 分钟自动记录一次血糖值,全天共记录 288 个血糖值,有些动态血糖监测设备一次连续监测时长可达 2 周左右;此外,患者还应随时输入"事件"标记,即进餐、运动、用药等情况。监测期间,患者不宜剧烈运动、洗浴和游泳等。

73 动态血糖监测系统对监测血糖波动作用大吗?

作用很大。动态血糖监测系统(CGMS)是近年来投入临床使用的一种新型的血糖监测系统,通过探头感知组织间液的葡萄糖浓度来反应血糖水平。血糖记录器每 10 秒钟从探头获取 1 次信号,每 5 分钟计算出一个平均值并进行存储,每天能够获得 288 个血糖值,可以发现重要的波动趋势,从而精确地评价波动产生的原因,帮助糖尿病患者,特别是血糖波动较大的 1 型糖尿病患者发现许多平时不易发现的高血糖和无症状性低血糖,为优化治疗方案提供依据。近年的美国糖尿病学会(ADA)诊疗指南明确指出:在使用胰岛素强化治疗的 1 型糖尿病成年患者使用动态血糖监测有助于糖化血红蛋白降低。动态血糖监测系统不仅可以依据全日数百个血糖值提供患者的 24 小时整体血糖水平,而且为获取患者血糖波动的信息提供了技术平台。

血糖波动的参数主要包括评估日内血糖和日间血糖的波动程度,同时还包括针对餐后血糖反应的评估指标。

74 动态血糖监测临床应用的主要优势是什么?

动态血糖监测(CGM)的主要优势在于能发现不易被传统监测方法所探测到的高血糖和低血糖,尤其是餐后高血糖和夜间的无症状性低血糖,因此在临床中具有较为广阔的应用空间。例如:①可以发现与下列因素有关的血糖变化,如食物种类、运动类型、药物品种、压力、生活方式等;②检测到传统血糖监测方法难以发现的餐后高血糖、夜间低血糖、黎明现象、苏木金(Somogyi)现象等;③协助制定个体化的治疗方案;④提高治疗依从性;⑤提供一种用于糖尿病教育的可视化手段。而在评估血糖波动及发现低血糖方面更具有独特的优势。

血糖波动是独立于糖化血红蛋白之外另一重要的血糖控制评价指标。动态血糖监测能够更全面、准确地反映血糖波动的特征;而以动态血糖监测数据为基础的血糖波动参数如日内平均血糖波动幅度(MAGE)、日间血糖平均绝对差(MODD)以及血糖曲线下面积（AUC）等已被广泛应用于临床研究。诸多指标中，最具代表性的是 MAGE，目前该参数被公认为反映血糖波动的"金标准"。

低血糖是糖尿病严重的急性并发症之一。动态血糖监测系统可以监测低血糖，尤其是夜间低血糖的发生，评价降糖方案疗效和安全性。同时尚可以进一步分析低血糖的时间分布、类型及原因。有研究结果表明，相比自我血糖监测（SMBG），基于动态血糖监测系统血糖数据制定的降糖方案更能有效地减少 1 型糖尿病患者低血糖的发生频率，缩短低血糖持续时间。

75 动态血糖监测的适用人群有哪些？

动态血糖监测适用于血糖控制不佳，需要根据血糖谱制定、评估和调整治疗方案者，隐匿性低血糖或高血糖者，怀疑有黎明现象或苏木金现象者，新发糖尿病患者和妊娠糖尿病患者。

76 什么是糖尿病的黎明现象？

黎明现象，是指糖尿病患者由于晚间用药不够，或者用药时间过早，药效不能持续到早晨，致使清晨 4 时起血糖逐渐增高，在黎明时分出现的高血糖症。这类患者在凌晨 3 时和晨起时血糖都高，所以这两个事件点的血糖监测十分重要。

77 什么是糖尿病治疗的苏木金现象？

苏木金（Somogyi）现象是由于患者晚上用药过量导致午夜和凌晨睡眠中发生低血糖，这时机体动员所有的升糖机制，以避免低血糖造成休克，反调节激素作用使血糖升高，清晨出现高血糖，简而言之就是低血糖后的反跳性高血糖。如未及时发现，因清晨高血糖而盲目增加胰岛素用量，可造成恶性循环。

78 什么是胰岛素耐药？

指患儿在无酮症酸中毒的情况下，每日胰岛素用量超过每千克体重 2U 仍不能使高血糖得到控制，在排除苏木金现象后可考虑胰岛素耐药，应更换更纯的基因重组胰岛素。

79 何谓糖尿病防治现状的三高三低？

糖尿病患病率高、并发症和致残率高、费用高，即为糖尿病防治现状的三高。对疾病的认知率低、诊断率低、控制率低，即为三低。这说明糖尿病的防治工作形势十分严峻，任务相当艰巨。

80 基因与糖尿病发病率的关系是怎样的？

现代研究证实人类白细胞抗原（HLA）基因与 1 型糖尿病的发生有强烈的相关性。在一个有 1 型糖尿病的家族中，相同 HLA 的兄弟姐妹发生糖尿病的机会为 5%～10%，而非 HLA 相同的兄弟姐妹发生糖尿病的概率不到 1%。

81 特殊类型的糖尿病有哪些？

①β细胞功能遗传性缺陷糖尿病；②胰岛素作用的遗传性缺陷；③胰腺外分泌疾病；④内分泌疾病；⑤药物和化学品所致糖尿病；⑥感染所致糖尿病；⑦不常见的免疫介导糖尿病；⑧其他与糖尿病相关的遗传综合征。

82 什么是脆性糖尿病？

脆性糖尿病是 1 型糖尿病中的特殊类型，它的特征是病情极不稳定，表现为血糖极端的波动，在生活中不间断地受到低血糖和高血糖交替性发作的威胁；对胰岛素注射剂量的调节十分敏感。当血糖升高时，稍稍增加一点胰岛素注射剂量（例如 2U）就发生低血糖，而血糖下降时，稍稍减少一点胰岛素剂量，血糖又明显升高。在一天之内血糖可上下大幅度波动多次，病情变化难测，有人又称之为不稳定型 1 型糖尿病。其发生机制尚难完全肯定，可能与胰岛素吸收与分解发生异常以及过量胰岛素抗体生成有关，而不能以胰岛素用量过大引起低血糖发作继而发生反跳性血糖升高来解释。

83 什么是自身免疫？

正常情况下免疫系统只对侵入机体的外来物，如细菌、病毒、寄生虫以及移植物等产生反应，消灭或排斥这些异物。在某些因素影响下，机体的组织成分或免疫系统本身出现了某些异常，致使免疫系统误将自身成分当成外来物进行攻击。这时候免疫系统会产生针对机体自身一些成分的抗体及活性淋巴细胞，损害破坏自身组织脏器，导致疾病。这好比一支军队误将它本该保护的主人当成了敌人，自己人打自己人。

84 1 型糖尿病胰岛β细胞的破坏机制是怎样的？

1 型糖尿病是由于自身免疫性损伤而引起的一类疾病，由于患儿体内多存在有易感基因或者缺乏一些保护性的基因，由于环境（感染、化学、饮食等）因素的影响，这些基因出现启动，从而产生一些自身抗体，破坏性免疫反应的启动是胰岛β细胞损伤的直接原因。

85 我国 1 型糖尿病的现状如何？

2020 发布的《中国儿童 1 型糖尿病标准化诊断与治疗专家共识》提出，1 型糖尿病约占儿童期各型糖尿病总数的 90%，是危害儿童健康的重大儿科内分泌疾病，我国近年发病率为 2/10 万～5/10 万，小于 5 岁儿童发病率年平均增速 5%～34%，提示发病呈现低龄化趋势。我国儿童期 T1DM 长期血糖控制、预后的流行病学现况资料缺乏，仅有的 2006 年多中心研究提示患儿平均糖化血红蛋白 HbA1c 为 9.5%，中国单中心 HbA1c 达标率仅为 15%，远低于美国和德国等欧洲国家的 44%～59%。儿童期 T1DM 发病越早，慢性并发症导致的死亡风险就越大，即使在西方发达国家，T1DM 患儿的平均预期寿命减少 12 年。

86 血糖测量值单位如何换算？

血糖值表示法有两种单位，一种是毫克/分升（mg/dl），为旧制单位；另一种为毫摩尔/升（mmol/L），为新制单位。现虽提倡用新制单位，但旧制单位仍在一定范围使用。所以，知道二者之间如何转换就很必要了。两种单位的换算公式为：$1mg/dl \div 18 = 1/18mmol/L$；$1mmol/L \times 18 = 18mg/dl$。比如：120mg/dl 换算成以 mmol/L 为单位的数值时，需除以 18，即 $120mg/dl \div 18 = 6.67mmol/L$；6.67mmol/L 换算成以 mg/dl 为单位的数值时，需乘以 18，即 $6.67mmol/L \times 18 = 120mg/dl$。

87 糖尿病是绝症吗？

糖尿病不是绝症，糖尿病虽不能根治，但是可以良好地控制，如果控制良好，大多数人可以跟正常人一样工作、生活。

88 如何预防 1 型糖尿病？

①避免接触对胰岛β细胞有损害的化学物质，如四氧嘧啶、链脲佐菌素、吡甲硝苯脲等。②积极预防并治疗某些特异性病毒的感染。如柯萨奇 B4 病毒、腮腺炎病毒、巨细胞病毒及风疹病毒等。③筛选易感者，并及时采取干预措施。易感者有两种：A. 1 型糖尿病患者的第一代亲属如兄弟、姊妹及子女等，他们较一般人群发生糖尿病危险性高 10 倍；B. 胰岛细胞抗体（ICA）、胰岛素抗体（IAA）、谷氨酸脱羧酶抗体（GAD65）/酪氨酸磷酸酶抗体 IA-2α 和 IA-2β 和 64kd 蛋白抗体阳性人群。

89 什么是胰岛细胞抗体？其意义如何？

胰岛细胞抗体（ICA）是针对胰岛细胞 6400 抗原产生的一种自身免疫性抗体，可激发胰岛细胞的破坏。流行病学调查表明，1 型糖尿病儿童胰岛细胞抗体阳性率可达 94%，而 2 型糖尿病阳性率仅为 5%～10%，这有助于鉴别 1 型糖尿病和 2 型糖尿病。

90 什么是血清谷氨酸脱羧酶抗体？其意义如何？

血清谷氨酸脱羧酶是 1 型糖尿病自身免疫反应的关联抗原，谷氨酸脱羧酶是胰岛β细胞的一种成分，由于自身免疫机制胰岛β细胞受损，谷氨酸脱羧酶逸到血中，刺激特异性抗体——血清谷氨酸脱羧酶抗体（GADA）的产生。检测血清谷氨酸脱羧酶抗体，是筛选 1 型糖尿病最基本的、较持久稳定的免疫学指标，并能用来预测 1 型糖尿病患者的胰岛β细胞破坏。糖尿病患儿发病早期进行 GADA 的检测阳性率较高。GADA 阳性率在 1 型糖尿病前期和发病期可达 80%～90%，而在 2 型糖尿病和正常人群中阳性率很低，仅为 3.2% 和 1.5%～2.5%。

91 什么是糖尿病的三级预防？

一级预防立足防患于未然，是减少糖尿病及其并发症发生的上策；二级预防是降低糖尿病并发症的关键环节之一，尽量做到早发现、早诊断、早治疗；三级预防也叫康复预防；制定和完善糖尿病诊断、治疗及随访方案，提高诊治水平，延缓和（或）预防糖尿病并发症。

92 高血糖对人体有哪些损伤？

高血糖被称为"静悄悄的杀手"。因为高血糖时，人并没有太强烈的不适感，仅有点倦怠、欲睡。但长期的高血糖对人体的损害是致命的，所以千万不可掉以轻心。

（1）高血糖对心血管系统的影响。中度高血糖即可引起冠状动脉血供减少，使血压升高、脉搏加快、血儿茶酚胺浓度升高。使血管内皮细胞黏附性增加、新血管生成紊乱、血管渗透性增加、炎症反应、血栓形成等，并可增加血黏滞度。

（2）高血糖对神经系统的影响。高血糖导致脑缺血损伤。其可能机制是血糖升高在缺血缺氧时产生无氧代谢，使缺血本身已有的高乳酸浓度进一步升高，而乳酸水平的升高与脑部神经元、星型胶质细胞及内皮细胞损伤密切相关。所以高血糖是许多急性脑损伤的促发因素，它在导致脑缺血的同时还可继发神经元的损伤、增加脑中风的概率。

（3）高血糖对免疫系统的影响。高血糖对免疫系统的影响主要表现为使吞噬细胞的功能降低。已有许多研究资料显示高血糖会影响中性粒细胞和单核细胞的黏附、趋化、吞噬和杀菌等作用，从而降低人的抵抗力。

（4）高血糖对血液系统的影响。高血糖作为应激原可以诱导血小板激活，增加凝血因子的活性,降低血纤维蛋白及组织纤维蛋白溶解酶原激活物的活性从而加重血栓的形成。

93 1型糖尿病会影响孩子的生长发育吗？

没有治疗或控制不好的糖尿病儿童，血糖常常超过肾脏重吸收葡萄糖的限度，结果造成不少葡萄糖随尿液排出。于重症患儿，经尿液每天丢失的葡萄糖可达250g，相当于进食的能量50%都丢失了。所以，虽然孩子拼命吃东西，还是营养不良，这样就会影响孩子的生长和发育。

94 什么是糖尿病侏儒？

糖尿病侏儒又叫Mauriac综合征（莫里阿克综合征），是指长期血糖控制不佳或没有治疗的糖尿病儿童，可出现身材矮小、肝脏肿大和青春期延迟的现象。由于胰岛素的广泛应用，严重的Mauriac综合征已很难看到。但是，少数血糖波动很大的脆性糖尿病或治疗不当的糖尿病儿童仍可有轻度的Mauriac综合征表现。

95 1型糖尿病影响孩子生长发育的原因是什么？

糖尿病引起儿童身材矮小的原因并非生长激素不足，给这些儿童注射生长激素也达不到治疗的目的。一些研究显示，糖尿病动物体内的生长激素受体减少，使得机体对生长激素不敏感。所以说，糖尿病引起的代谢紊乱可能使身体对生长激素不敏感而导致生长障碍。

96 什么是瘦素？瘦素有什么作用？

瘦素为脂肪细胞中ob基因（即肥胖基因）编码的一种蛋白质。瘦素有许多生理功能，其主要生理功能包括：①抑制摄食、增加能量消耗；②调节生长发育；③调节炎症反应、免疫功能；④促上皮细胞、血管生长；⑤调节神经内分泌；⑥保护消化系统功能；⑦维持正常的血脂代谢等。

97 瘦素和胰岛素之间的关系如何？

瘦素可以抑制胰岛β细胞分泌胰岛素，而胰岛素又可促进脂肪的合成和瘦素的分泌。脂肪组织和胰岛之间通过瘦素和胰岛素形成相关联的一个反馈链。有一些研究表明，1型糖尿病的瘦素水平降低，2型糖尿病的瘦素水平高于正常或正常。

98 1型糖尿病与自身免疫性甲状腺疾病的关系是怎样的？

国外一些研究表明，1型糖尿病儿童及其亲属患自身免疫性甲状腺疾病的危险性显著增加，发病年龄有提前趋势，且女性较男性发病率更高，所以1型糖尿病患儿及其亲属应筛查自身免疫性甲状腺疾病。

99 尿中有糖出现的情况有哪些？

不是只要查到尿中有葡萄糖，就一定有糖尿病。比如说刚刚输完葡萄糖，尿中可能出现葡萄糖，且血糖也升高，但不一定有糖尿病。有些情况还会出现尿糖阳性，应该注意以下几点：①其他还原糖尿症。尿中果糖和戊糖等还原糖均可使斑氏试液呈色，用葡萄糖氧化酶法检测尿液可鉴别。②非糖尿病性葡萄糖尿症。某些先天性代谢性疾病，如Fanconi 综合征、肾小管酸中毒、胱氨酸尿症或重金属中毒患儿可发生糖尿，主要依靠空腹血糖测定及糖耐量试验鉴别。③其他发生酸中毒、昏迷的疾病。糖尿病发生酮症酸中毒时要与肺炎心力衰竭、颅内感染、急腹症、尿毒症和低血糖症进行鉴别。

100 尿糖检测有什么缺点？

在自我血糖监测出现之前，尿糖的检查一直是每日评估糖尿病控制情况的主要方法，因为尿糖反映了收集尿液期间的平均血糖水平。

葡萄糖在肾脏肾小球自由滤出，并且在近端肾小管被主动重吸收。葡萄糖的重吸收是有限的，其最大限度就是肾脏的葡萄糖阈值，当血糖浓度平均大于 10mmol/L 时，将会超过此肾糖阈值，出现尿糖。

尽管与血糖监测相比，尿液的检查是无痛苦的，并且价格比较便宜，但是，因为有如下一些原因，尿液的检查有可能不能令人满意，并且引起误解。①某些糖尿病病程较长的患者中，肾脏阈值较高，因此，有可能有显著的高血糖，但是却没有尿糖。②某些妊娠的妇女和儿童的肾脏阈值较低，因此在正常血糖浓度下，也会有尿糖出现。③肾脏阈值在同一个患者不同时间内有时会发生变化。④液体的摄入及尿液的浓缩也会影响尿液检查的结果。⑤尿液测定的结果不能反映当时的血糖水平，反映的是尿液在膀胱中蓄积的这段时间内的平均血糖水平。糖尿病患者如果患有自主神经病变，膀胱功能出现问题，则导致新近形成的尿液与潴留尿液的混合。⑥阴性的尿液检查结果不能区分低血糖、正常血糖及轻度的高血糖（如血糖刚刚高于 10mmol/L）。⑦与血葡萄糖测量相比，尿液检查的准确性较差。⑧有些药物可以干扰尿液检查的结果。

许多研究表明，在评估血糖控制情况时，尿糖检查不是很好的方法，它只是控制情况最粗糙的反映。例如，在一组糖尿病患儿中，血糖浓度在 3～16mmol/L 任何一点上，均发现有阴性的尿液检查结果出现，并且当尿糖结果为"＋"时，患儿血糖水平可能正常，也可能在 3～20mmol/L 的任何一点上。这一混乱有可能给患儿造成情绪低落，并且有可能影响患儿的顺从性。

101 糖尿病患者自己监测血糖有什么重要性？

血糖监测是测量血液中实际糖水平的唯一方法。测试的结果帮助糖尿病患者调整食物的摄入量和胰岛素的用量以控制糖尿病。测试得越多，对自己的血糖水平及对糖尿病治疗计划的效果就越了解。

102 检测血糖的时间应该怎么安排？

内分泌科医生会告诉患者血糖检测的频率。控制得好，可以稍减少次数，控制得不好，就要增加检测次数。通常每天 3~4 次，每餐前、餐后 2 小时及睡前加餐前。一定要听医生的建议。在不同的时间检测能对你整个疾病控制情况有更好的了解。如果觉得不舒服，要每 4 小时 1 次或更频繁地检测血糖。糖尿病酮症酸中毒时在医院甚至要 1~2 小时测 1 次血糖，依靠血糖水平来指导抢救。

103 检测血糖需要哪些物品？

瓶装或盒装的检测试纸、带有或不带有弹性装置的扎手针、酒精药签、止血胶（可选择的）、棉球、纸巾、记录本和笔、带盖的盒子（装用过的采血针）。

104 购买血糖检测材料要注意什么？

记录瓶子第一次开启的时间；不要购买没有有效期的检测材料；不要使用任何过期的检测材料。一旦材料过期应弃用，并用新的检测材料替换。

105 检测血糖前要做哪些准备工作？

①用肥皂和温水将手洗干净。彻底擦干。②校对瓶上的有效期。③将下列物品放置在一张干净的纸巾上：1 片检测试纸；1 根扎手针；酒精药签若干；2 个干棉球。

106 测血糖时如何取血？

①在指尖的两侧选择位点。避开神经、动脉和手指尖中间的脂肪垫（先确认所选择部位老的针刺点已经痊愈）（图 1-1）。②如果手指很凉，用热水先温暖手指，然后彻底擦干。③用酒精药签，将针刺部位消毒后，等它完全干燥。④用坚硬的表面如桌面支撑手指。⑤用针快速刺破手指的皮肤。如果使用带弹性装置的针可以减少疼痛（图 1-2）。不要重复使用扎手针。⑥将手放低至腰以下，以帮助血液循环得到一大滴血。也可以向

指尖挤压以得到足够大的一滴血。⑦用试纸吸收足够的血。⑧按照血糖检测计的说明检测血糖。⑨将检测结果记录在记录本上。⑩将用完的针丢在安全的容器内（如针头容器或咖啡罐内）。

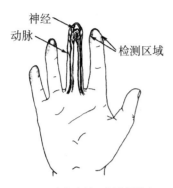

图1-1 在指尖的两侧选择位点

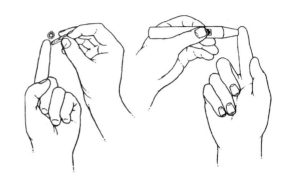

图1-2 用取血针或弹簧取血针查血糖

107 检测血糖的器材应该如何存放？

血糖检测材料如果暴露在热、光或潮湿的环境，可能会受到损害，所以请将检测材料放在合适的条件下。要存放在阴凉的橱柜或抽屉里。在室温储存，不要超过30℃。不要冷藏。不要放在洗手间。要将瓶盖保持盖紧。瓶中的干燥剂能保证检测材料不受潮，不要将它丢掉。将检测材料存放在原装的瓶子中，不要转移到其他容器中。将检测材料存放在孩子拿不到的地方。不要将已开启的瓶中试纸装入新的刚开启的瓶中。

108 什么样的血糖值一定要去医院？

如果出现血糖超过16mmol/L，尿酮体阳性或如果一天之内血糖为3mmol/L或更低超过1次，请到医院看病或与医生联系。

109 什么是新生儿糖尿病？

又称永久性新生儿糖尿病（PNDM），是一种少见的特殊类型糖尿病，多于出生后6个月以内发病，需要终身维持治疗。近来国外研究发现，编码胰岛β细胞ATP敏感性钾通道的某些基因突变是新生儿糖尿病的主要致病原因，且绝大多数此类新生儿糖尿病患者可使用口服磺脲类降糖药物成功替代胰岛素注射进行治疗。可以用口服替代注射，对孩子和家庭无疑是个很好的消息，但仍要必须坚持血糖、糖化血红蛋白、并发症的监测。

110 什么是继发性糖尿病？

这种类型糖尿病的数量较少，但是非常重要。已知引起糖尿病的病因是遗传或是后天获得性的。如慢性或反复发生的胰腺炎、血色病伴发的糖尿病、继发于某些内分泌疾病如库欣综合征的糖尿病，还有肾病综合征或其他需要长期糖皮质激素治疗的疾病在治疗过程中出现的糖皮质激素相关性糖尿病。随着人们有关知识的扩展，这类糖尿病在数量上将会有很大的变化。治疗包括原发病的治疗和糖尿病的控制，应根据原发病的情况和血糖的高低选择胰岛素的用量和疗程。

111 1型糖尿病的中期应警惕哪些并发症？

1型糖尿病如果代谢控制不好在病程1~2年内可出现一些中期并发症，如注射部位的皮下脂肪萎缩或肥厚影响胰岛素的吸收，还可发生关节活动受限、骨质疏松、白内障、反复发生低血糖和酮症酸中毒等。

112 1型糖尿病晚期并发症有哪些？

晚期并发症有微血管的并发症和大血管并发症。微血管的并发症在1型糖尿病病后数十年甚至数年后较常见，包括视网膜病变、肾脏病变、神经病变等。视网膜病变严重时可以致盲。糖尿病肾病最终可致肾衰竭。大血管以及冠状动脉粥样硬化等全身血管的病变，是糖尿病成人患者早亡的主要原因。

（一）总治疗原则

1 什么是糖尿病治疗成功的基础？

积极乐观的态度、科学知识的掌握、治疗方案的执行是糖尿病成功治疗的基础。糖尿病的治疗更主要的是靠患者自己及家人，命运掌握在自己手上，这是糖尿病患者应该首先要确立的观念。

2 糖尿病患者应该从哪些方面来学习治疗？

糖尿病患者及家人要掌握"五驾马车"概念，即胰岛素治疗、饮食管理、运动治疗、自我监测、教育（知识、心理社会支持）。只有不断学习，才能更好地掌握糖尿病治疗的知识，使疾病的治疗更科学合理。

3 糖尿病患者应该树立怎样的治疗观念？

既是病人，又是自我的管理者；自觉学习糖尿病知识，并反复接受糖尿病知识教育；配合治疗，保持良好的治疗依从性；良好的监测和准确的记录；明确的目标：不断改善和维持良好的糖化血红蛋白水平；学习生存技能如注射治疗、血糖监测、饮食管理、运动计划、心理支持、低血糖处理、高血糖危象处理等。

4 糖尿病治疗的原则是什么？

在胰岛素、食物和锻炼之间必须找到平衡，使糖尿病得到控制。对患者而言，糖尿病学习是必须的，通过学习，患者和家人才能理解怎样做有益于糖尿病的治疗。

5 糖尿病患儿临床治疗时应评估哪些内容？

①一般健康状况检查，身高体重的测量（记录在曲线图上）；②反复出现的健康问题，如感染、残疾、遗尿、生长发育和其他儿科的问题；③注射胰岛素的类型、剂量、注射方式及部位；④血糖的控制情况、饮食的管理、低血糖的发生情况、日常行为、发育变化、教育（特别是休学和学习问题）、休闲和运动、社会心理；⑤驾驶、就业、吸烟、性、酒精及毒品等有关问题。

6 糖尿病治疗中胰岛素、食物和锻炼之间是什么关系？

饮食的管理是治疗的基础，因为食物产生血糖，胰岛素是用来控制血糖的。胰岛素的剂量是根据摄食的量来确定的。若为西式饮食，在确定一餐的饮食后可以根据碳水化合物的含量计算需要的胰岛素的剂量，这样饮食的自由度更大一些。而中餐，很多食物的成分标注得不是很清楚，所以对饮食的限定更大些。如果饮食不确定，没有做到定时、定量、定食物成分，饮食每天变化太大的话，胰岛素的治疗很难随时改变，血糖就无从控制。

7 何谓糖尿病治疗的"五驾马车"？

是人们对糖尿病治疗5个不可缺少的组成部分的提纲式的归纳总结，这五驾马车是糖尿病教育、糖尿病监测、饮食治疗、运动治疗、药物治疗。

8 糖尿病治疗达到的理想目标是什么？

①尽可能将血糖、血脂、糖化血红蛋白（HbALc）的指标控制在接近正常的水平；②保持良好的心理以及体能状态；③延缓及避免并发症，早期发现，早期治疗；④减少

低血糖发生，避免严重低血糖；⑤生活质量优良。

9 1型糖尿病患者如何随访？

没有异常情况时，糖尿病患者应该带血糖记录本每3个月到医院内分泌专科随诊，看血糖控制情况并与医生交流日常的疑问和想法。每3个月应该查糖化血红蛋白。确诊糖尿病开始胰岛素治疗后1～2年应该每年查眼底、尿微量白蛋白等。

10 饮食管理的基本原则是什么？

饮食提供的热量要适合患儿的年龄，保证生长发育和日常活动的需要。维持血糖稳定，避免低血糖。尽量定时、定量进餐。

要学习碳水化合物系数、胰岛素的特点，使患儿的生活尽量接近正常人的生活。

11 饮食计划对糖尿病患者重要吗？

食物将帮助孩子生长、产生能量并保持血糖平衡。医生或营养师将根据患者的年龄、性别和活动量大小，帮助安排饮食计划。糖尿病患者或家属应该咨询糖尿病医生、宣教护士或营养师，学习怎样从各种食物中摄取恒定的碳水化合物的数量。应该学会什么是碳水化合物、蛋白质、脂肪，哪些食物升血糖快，应该避免。患者应该控制甜食，按照每天的饮食计划一天进3次主餐和2次间点。饮食安排有不清楚之处，多询问医师或营养师。

12 1型糖尿病的饮食治疗是怎样的？

限制高热量、高脂肪食物，建立良好的饮食习惯，饮食要定时、定量、定成分。食物的成分和比例为：蛋白质15%～20%，糖类50%～55%，脂肪30%。每日总热量需要量（cal）＝1 000＋（年龄×80－100），年幼儿亦偏高。早、中、晚餐热量分别占1/5、2/5、2/5，餐间可加2次点心，但点心的量要从正餐中扣除。

13 糖尿病患者可以运动吗？

锻炼可以塑造、保持体型、改善体质、促进心智并提高心肌的收缩能力。锻炼还可以促进身体对胰岛素的吸收和利用，常常降低血糖。应将锻炼纳入日常生活。

经饮食及胰岛素治疗，糖尿病基本控制，原则上不限制运动，但不宜在空腹时运动，运动后有低血糖症状时可加餐。尝试长时间或高强度运动时应该增加测血糖的次数并注意随时补充碳水化合物治疗低血糖。

14 哪些种类胰岛素可供治疗糖尿病使用？

有速效胰岛素、正规胰岛素（RI）、中效的低精蛋白胰岛素（NPH）和长效的精蛋白锌胰岛素（PZI）四类制剂可供选择。

15 糖尿病患儿血糖控制的目标是什么？

因为孩子，尤其是婴幼儿，处在快速生长发育阶段，如果饮食控制太严格，血糖控制太低，会影响生长。所以一般乳儿血糖控制在 6～11mmol/L，大孩子控制在 5～10mmol/L 即可（表2-1）。

表2-1　糖尿病患儿血糖控制目标

年龄	餐前血糖 （mmol/L）（mg/dl）	睡前/夜间血糖 （mmol/L）（mg/dl）	糖化血红蛋白 （%）
学龄前（0～6岁）	5.6～10（100～180）	6.1～11.1（110～200）	<8.5，但>7.5
学龄儿童（6～12岁）	5～10（90～180）	4.9～9.0（80～160）	<7.5
青少年（13～19岁）	5～7.2（90～130）	4.9～9.0（80～160）	<7.0

16 糖尿病患者糖化血红蛋白的控制目标是什么？

不同的糖尿病期，糖化血红蛋白的控制目标不同。不同年龄阶段控制目标也不同。一般而言，个体化控制目标：在不发生严重低血糖的情况下，最低的糖化血红蛋白水平。一般糖化血红蛋白 <7.5 为控制良好，7.5～9 为尚可，糖化血红蛋白 >9 为控制差。控制差者需寻找原因，改善治疗。

17 糖尿病的监控很重要吗？

非常重要，是糖尿病治疗不可缺少的重要组成部分。对糖尿病的监控意味着检测血糖是否在控制之中。只有监控血糖，才知道治疗计划是否可行。学会测血糖和尿酮明确每天的血糖情况，抽血检测糖化血红蛋白是确定糖尿病是否得到控制的另一个方法，以了解过去 2～3 个月平均血糖水平。这项测试每 3～4 个月要做 1 次。这些检测是保证正确的胰岛素治疗的基础。

18 糖尿病患者需要自我学习吗？

有关糖尿病日常科学饮食、锻炼、胰岛素和对身体的正确观察都是糖尿病患者控制糖尿病、继续每日正常生活所必需的。医生、护士、营养师和健康关怀领域的其他工作人员将教给糖尿病患者有关糖尿病的所有知识，糖尿病患者必须不断地从医护人员、书籍甚至自己的日常生活中学习有关知识，以将疾病控制好。

19 1型糖尿病患儿需要心理治疗吗？

在诊断为糖尿病后患儿（特别是年长儿）以及家长在心理上均会产生许多不适应，对今后的生活以及学习工作失去信心。其实糖尿病并非不治之症，树立战胜疾病的信心，尽量多的与专业医生沟通、了解糖尿病的相关知识，对以后疾病的控制有很大的帮助。有研究表明，对有情绪障碍的患者予以心理干预能明显改善患者的情绪状况，其代谢控制状况亦能随之改善，所以有必要对糖尿病患者及家属进行心理疏导和心理治疗。

20 家庭在糖尿病患儿治疗中有什么作用？

家庭是影响儿童心理行为问题的重要因素，也是糖尿病患儿管理的重要组成部分。儿童和青少年被诊断为糖尿病给家庭带来强烈的刺激。国外研究表明，大部分家长在孩子诊断为糖尿病时出现抑郁现象，特别是低收入家庭，而且家长情绪不良的孩子更容易合并情绪障碍，家庭凝聚力强的患儿治疗的依从性好，从而治疗效果更好。所以家庭在糖尿病患儿治疗中作用重大。

21 什么是应对方式？应对方式对糖尿病的血糖控制有影响吗？

应对是指个人如何处理应激情境，主要分为积极应对和消极应对。糖尿病作为一种应激，需要儿童和家庭应对疾病带来的身心各方面的一系列压力，个人的认知评价对压力的管理至关重要。国外一些学者通过对1型糖尿病儿童不同的应对方式和代谢控制的关系研究，发现较多使用攻击性行为和放任行为的应对方式会使糖化血红蛋白增高，较多使用积极应对可使糖化血红蛋白降低。所以只有积极应对糖尿病才能获得好的糖尿病控制。

22 1型糖尿病患儿诊断后如何复诊？

对于所有诊断为1型糖尿病的儿童，出院后均应定期门诊继续接受治疗指导。开始每2～4周1次，病情稳定后每2～3个月1次。门诊时家长应带来患儿的家庭记录（包括每天的饮食、胰岛素注射的剂量和次数、家中测血糖和尿糖的的记录，以及病情相关的问题等）。

23 1型糖尿病患儿复诊时家长应注意什么?

复诊时应该带上患儿的家庭记录并向医生反映家庭治疗中的情况和治疗中存在的问题,配合医生进行一些指标的复查,如进餐后2小时的血糖、糖化血红蛋白、血脂、尿微量蛋白以及眼底检测等。就治疗过程中存在的问题向医生探讨其原因,并获得解决的办法。青春期前发病的糖尿病患者发病5年以后、11岁或进入青春期(取最早时间者)开始;青春期发病的糖尿病发病2年开始筛查糖尿病视网膜病变、尿微量白蛋白,以后每年1次。定期监测和评价生长发育情况是良好糖尿病治疗的重要部分。

24 1型糖尿病治疗的评价标准如何?

1型糖尿病治疗中的控制的评价标准见表2-2。

表2-2 1型糖尿病治疗中的控制的评价标准

控制水平	理想	良好(适当)	较差	高危
临床评价				
高血糖	无	无症状	可有症状	生长落后,并发症
低血糖	无	偶有轻症状	常有,症状较重 可有低血糖昏迷	
生化评价				
餐前血糖(mmol/L)	3.6~6.1	4.0~7.0	>8.0	>9.0
餐后血糖(mmol/L)	4.4~7.0	5.0~11.0	11.1~14.0	>14.0
夜间血糖(mmol/L)	3.6~6.0	>3.6	<3.6或>7.9	<3.0
糖化血红蛋白(%)	<6.05	<7.5	7.6~9.0	>9.0

25 1型糖尿病的治疗目的是什么?

1型糖尿病的治疗要达到以下要求:①消除临床症状;②预防糖尿病酮症酸中毒的再发生;③避免发生低血糖;④保证病儿的正常生长、发育和性成熟;⑤预防肥胖;⑥防止和及时纠正情绪障碍;⑦早期诊断和治疗急性并发症和伴随疾病;⑧防止和及时诊断慢性并发症的发生和发展。

（二）了解胰岛素

1 什么是胰岛素？

胰岛素是由胰岛β细胞分泌的一种激素。胰岛素的作用是促进糖、脂肪、蛋白质三大营养物质的合成代谢，它的最主要功能是调节糖代谢，促进全身组织对糖的摄取、储存和利用，从而使血糖浓度降低。

2 为什么胰岛素缺乏会引起高血糖？

食物在胃肠道消化吸收后成为血糖在血液中循环，而生命活动依赖于由细胞组成的组织和器官的活动，这些活动都需要能量。而胰岛素就是血糖和组织之间的桥梁。胰岛素将血糖"运送"到组织、器官中供其使用。如果没有胰岛素，则血管内血糖高，而组织细胞却没有能量可用，只有通过分解脂肪或蛋白质等非常用通道来供能，所以会造成一系列代谢紊乱。

3 体内胰岛素是如何分泌的？

胰岛素在胰岛β细胞中合成。胰岛素合成的控制基因在第11对染色体短臂上。基因正常则生成的胰岛素结构是正常的；若基因突变则生成的胰岛素结构是不正常的，为变异胰岛素。在β细胞的细胞核中，第11对染色体短臂上胰岛素基因区 DNA 向 mRNA 转录，mRNA 从细胞核移向细胞质的内质网，转译成氨基酸相连的长肽——前胰岛素原，前胰岛素原经过蛋白水解作用切除其前肽，生成胰岛素原。胰岛素原随细胞质中的微泡进入高尔基体，由 86 个氨基酸组成的长肽链——胰岛素原在高尔基体中经蛋白酶水解生成胰岛素及 C 肽，分泌到β细胞外，进入血液循环中。未经过蛋白酶水解的胰岛素原，一小部分随着胰岛素进入血液循环，胰岛素原的生物活性仅及胰岛素的5%。

4 胰岛素的分泌受哪些因素的影响？

体内胰岛素的分泌主要受以下因素影响：①血糖浓度是影响胰岛素分泌的最重要因素。口服或静脉注射葡萄糖后，胰岛素释放呈两相反应。早期快速相，门静脉血浆中胰岛素在 2 分钟内即达到最高值，随即迅速下降；延迟缓慢相，10 分钟后血浆胰岛素水平又逐渐上升，一直延续 1 小时以上。早期快速相显示葡萄糖促使储存的胰岛素释放，延迟缓慢相显示胰岛素的合成和胰岛素原转变的胰岛素。②进食含蛋白质较多的食物后，血液中氨基酸浓度升高，胰岛素分泌也增加。精氨酸、赖氨酸、亮氨酸和苯丙氨酸均有较强的刺激胰岛素分泌的作用。③进餐后胃肠道激素增加，可促进胰岛素分泌，如胃泌素、胰泌素、胃抑肽、肠血管活性肽都刺激胰岛素分泌。④自主神经功能状态可影响胰岛素分泌。迷走神经兴奋时促进胰岛素分泌；交感神经兴奋时则抑制胰岛素分泌。

5 胰岛素怎样降低血糖浓度？

胰岛素是体内唯一能降低血糖浓度的激素，它不能直接发挥作用，必须和所要结合的细胞膜上的胰岛素受体紧密结合后，才能产生生理效应。胰岛素受体是一种特殊的蛋白，主要分布在肝脏、肌肉、脂肪等组织的细胞上，它对胰岛素特别敏感，而且识别性极强。如果把胰岛素受体比作是一把锁，那胰岛素就是一把钥匙。胰岛素发挥降血糖的过程就好像是用钥匙打开锁，使细胞的大门打开，血液中的葡萄糖迅速进入细胞内并被利用，从而使血液中的血糖量降低。

6 什么是胰岛素抵抗？

胰岛素抵抗是指正常剂量的胰岛素产生低于正常生物学效应的一种状态，也就是说人的身体细胞对胰岛素产生了抵抗，使其不能发挥应有的作用。胰岛素抵抗也被叫作胰岛素分泌相对不足，或又叫作是胰岛素不敏感。如同样的血糖水平，正常人可能 10U 胰岛素可以把血糖降至正常，而胰岛素抵抗者可能要 30U 的胰岛素才能把血糖降下来。顾名思义，就是人的身体细胞对胰岛素产生了抵抗。胰岛素抵抗是 2 型糖尿病的主要发病机制。

7 胰岛素在身体内起什么作用？

胰岛素是胰岛β细胞分泌的一种主要降血糖的肽类激素。胰岛素促进葡萄糖进入肌肉和脂肪细胞，促进葡萄糖转化成糖原储存在肝脏，抑制肝脏内的葡萄糖异生及糖原分解，抑制脂肪细胞释放脂肪酸及肌肉释放氨基酸。胰岛素就像一把"钥匙"。在细胞表面有许多专门接受胰岛素的小结构，称受体，就像一把"锁"。两者结合后，葡萄糖进入细胞的"大门"便打开了。血中的葡萄糖便进入细胞内，血糖就降低了。胰岛素是机体内唯一降低血糖的激素。内源性或外源性物质如葡萄糖、乳糖、核糖、精氨酸、胰高血糖素等的刺激会引起胰岛素的分泌。

8 哪些因素会刺激体内胰岛素的分泌？

①血浆葡萄糖浓度。高血糖是刺激胰岛素分泌的最重要因素。机体在进餐开始后血糖升高，胰岛素即开始分泌，合成增加数倍，之后数分钟内使血中胰岛素浓度增高。长

时间高葡萄糖的刺激会影响胰岛素的合成和分泌。②进食含蛋白质较多的食物后，血液中氨基酸浓度升高，胰岛素分泌也增加。精氨酸、赖氨酸、亮氨酸和苯丙氨酸均有较强的刺激胰岛素分泌的作用。③进餐后胃肠道激素增加可促进胰岛素分泌。如胃泌素、胰泌素、胃抑肽、肠血管活性肽都刺激胰岛素分泌。④自由神经功能状态可影响胰岛素分泌，如迷走神经兴奋时促进胰岛素分泌。

9 哪些因素可以抑制体内胰岛素的分泌？

血糖缓慢升高的状态使胰岛素释放减缓。α_2 肾上腺素能使受体兴奋剂及生长抑素、血中游离脂肪酸增加和 TNF-α 均可抑制胰岛素的分泌。自主神经功能状态可影响胰岛素分泌，如迷走神经兴奋时促进胰岛素分泌，而交感神经兴奋时则抑制胰岛素分泌。但在应激状态时，由于应激刺激胰高糖素分泌增高而抑制胰岛素的分泌，则总的效应是抑制胰岛素的分泌。

10 胰岛素的结构是怎样的？

胰岛素由 A、B 两条肽链组成。不同种族动物（人、牛、羊、猪等）的胰岛素功能大体相同，成分稍有差异。人胰岛素 A 链有 11 种 21 个氨基酸，B 链有 15 种 30 个氨基酸，共 26 种 51 个氨基酸组成。其中 A7（Cys）-B7（Cys）、A20（Cys）-B19（Cys）四个半胱氨酸中的巯基形成两个二硫键，使 A、B 两链连接起来。此外 A 链中 A6（Cys）与 A11（Cys）之间也存在一个二硫键。

11 胰岛素的生理作用是什么？

胰岛素是机体内唯一降低血糖的激素，也是唯一同时促进糖原、脂肪、蛋白质合成的合成代谢激素。胰岛素在营养物质的代谢中起着枢纽作用。胰岛素刺激肌肉和脂肪组织摄取葡萄糖、肝糖原和肌糖原的合成并抑制肝糖原的分解与糖异生，从而使餐后高血糖降低并维持其正常水平。胰岛素抑制肝脏和脂肪组织的脂肪分解并刺激脂肪酸合成脂肪和酯化，抑制酮体的生成。胰岛素还可促进胆固醇的合成，为类固醇激素提供原料。胰岛素在所有细胞均有刺激细胞摄取氨基酸，促进蛋白质合成的作用，胰岛素还激活 DNA 合成和促进细胞循环的过程，抑制细胞的凋亡。

12 何谓胰岛素释放曲线？其意义如何？

主要用于了解胰岛 β 细胞的功能状态，协助判断糖尿病类型并确定治疗方案。通常包括如下内容。

胰岛素释放试验：口服 1.75g/kg（最多 75g，成人可用 100g 馒头替代）葡萄糖，测定餐前及餐后血浆胰岛素水平。空腹正常胰岛素值为 5～25U/ml，服糖后 1 小时上升为空腹的 5～10 倍，3 小时后恢复至空腹水平。1 型糖尿病患者胰岛素分泌严重缺乏，餐后胰岛素分泌也无明显增加，胰岛素释放曲线呈无反应型或低平曲线。2 型糖尿病早期，空腹及餐后胰岛素水平可正常甚至略高，但胰岛素分泌高峰往往延迟至 2～3 小时后出现；2 型糖尿病晚期，由于患者胰岛β细胞功能趋于衰竭，其胰岛素分泌曲线可与 1 型糖尿病相似。

13 胰岛素释放试验表现有哪些类型？

胰岛素释放试验曲线可分以下 3 种类型。

（1）胰岛素分泌不足型。为试验曲线呈低水平状态，表示胰岛功能衰竭或遭到严重破坏，说明胰岛素分泌绝对不足，见于胰岛素依赖型糖尿病（1 型糖尿病），需终身胰岛素治疗。

（2）胰岛素分泌增多型。患者空腹胰岛素水平正常或高于正常，刺激后曲线上升迟缓，高峰在 2 小时或 3 小时，多数在 2 小时达到高峰，其峰值明显高于正常值，提示胰岛素分泌相对不足，多见于非胰岛素依赖型肥胖（2 型糖尿病）者。该型患者经严格控制饮食、增加运动、减轻体重或服用降血糖药物，常可获得良好控制。

（3）胰岛素释放障碍型。空腹胰岛素水平略低于正常或稍高，刺激后呈迟缓反应，峰值低于正常。多见于成年起病、体型消瘦或正常的糖尿病患者。该型患者应用磺脲类药物治疗有效。

14 什么是胰岛素反应？

也叫胰岛素休克，是胰岛素治疗中最常见的并发症——低血糖反应。大多数 1 型糖尿病患儿当血糖低于 3.3mmol/L 时会出现胰岛素反应。血糖水平的突然下降会让人觉得虚弱、嗜睡、发抖、饥饿及头晕，皮肤苍白、头痛、激动、震颤、流汗、心跳加速、发冷、抽筋感、突然间的情绪改变及行为改变，在严重的情况下，甚至可能丧失意识，出现昏迷的情形。长期的糖尿病患儿，由于某些对低血糖反应的功能受到破坏，所以可能无任何警觉性症状，发生低血糖时并不察觉，当血糖低到某一程度，便马上昏迷，是极其危险的一种表现。

15 胰岛素能治哪些病？

胰岛素是临床上常用的一种普通药物。胰岛素适用于 1 型糖尿病、2 型糖尿病患者药物降糖效果不佳者、难以分型的消瘦糖尿病患者、糖尿病伴酮症酸中毒、非酮症高渗性昏迷；伴有高血糖的急性感染、创伤、重大手术前后、妊娠期糖尿病、糖尿病伴严重肝病、继发性糖尿病合并活动性视网膜病变、神经病变或肾脏病变、并发心肌梗死或脑血管意外；还可以纠正细胞内缺钾、代谢紊乱、提高抵抗力、改善营养等作用。合理的饮食治疗和口服降糖药治疗后血糖仍然未达标者、口服降糖药治疗继发失效者、难以分型的消瘦糖尿病患者，均可使用胰岛素治疗。

16 为什么1型糖尿病患者必须注射胰岛素？

由于1型糖尿病患者的身体不能制造自己的胰岛素，所以必须每天注射胰岛素。胰岛素不能口服，因为它是蛋白质，如果口服，在到达体内循环的血液之前就会被胃分解掉。一旦确诊1型糖尿病，将终身需要使用胰岛素。如果不注射胰岛素，会发生高血糖、酸中毒、昏迷甚至丧失生命。

17 用于治疗的胰岛素是如何生产的？

过去治疗用的胰岛素是由猪或牛的胰腺提取的，现在由生物化学方法合成。胰岛素有许多种。有的与人胰岛素一样，有的则有特定的作用方式。按来源不同分类：①动物胰岛素。从猪和牛的胰腺中提取，两者药效相同，但与人胰岛素相比，猪胰岛素中有1个氨基酸不同，牛胰岛素中有3个氨基酸不同，因而易产生抗体。②半合成人胰岛素。将猪胰岛素第30位丙氨酸置换成与人胰岛素相同的苏氨酸，即为半合成人胰岛素。③生物合成人胰岛素（现阶段临床最常使用的胰岛素）。利用生物工程技术，获得的高纯度的生物合成人胰岛素，其氨基酸排列顺序及生物活性与人体本身的胰岛素完全相同。

18 治疗用的胰岛素有几种形式的包装？

①瓶装，用注射器；②装在小的药筒里，装进胰岛素"笔"中使用，"笔"是可以反复使用的；③装进一个可以"任意使用"的笔中，即胰岛素泵。

19 糖尿病治疗时只用一种胰岛素行吗？

除非用胰岛素泵持续胰岛素治疗，否则不行。胰岛素种类指其起效的快慢。有4种胰岛素：快速作用、短效、中效和长效作用胰岛素。需要选择一种快速作用或短效胰岛素与另一种中效或长效胰岛素共同使用，这种联合使用才能24小时持续作用于身体。如果每天注射3~4针胰岛素或用胰岛素泵，可以使糖尿病得到最好的控制。几乎每个糖尿病患者都需要经常调整胰岛素的剂量。不要指望胰岛素剂量可以长时间不变。

20 速效胰岛素的作用特点如何?

速效胰岛素也称超短效胰岛素（表 2-3），是注射后 15 分钟以内起作用的胰岛素类似物，高峰浓度 1~2 小时，持续 4 小时。使用时需要与进餐同步或餐后立即注射。速效胰岛素最适用于 2 岁以上幼儿和学龄前儿童、皮下胰岛素持续输入泵的使用者、酮症酸中毒时和合并有影响进食疾病的患者。

不同种类胰岛素作用模式见图 2-1。

表 2-3　胰岛素作用特点

胰岛素种类	作用起效时间（h）	峰浓度时间（h）	作用时间（h）	性状
速效胰岛素类似物 　门冬胰岛素 　赖脯胰岛素 　谷赖胰岛素	0.15~0.35	1~3	3~5	清亮
短效胰岛素（常规/可溶性）	0.5~1.0	2~4	5~8	清亮
中效胰岛素锌混悬液 　半慢（猪） 　中性鱼精蛋白锌胰岛素（NPH） 　胰岛素锌混悬液（IZS）	1~2 2~4 3~4	4~10 4~12 6~15	8~16 12~24 18~24	混浊
长效胰岛素类似物 　甘精胰岛素 　地特胰岛素	2~4 1~2	8~12 4~7	22~24 20~24	清亮
长效胰岛素 　特慢胰岛素	4~8	12~24	20~30	混浊

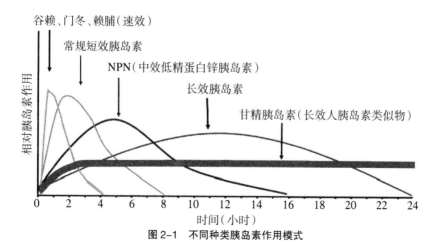

图 2-1　不同种类胰岛素作用模式

21 短效胰岛素的作用特点如何？

短效胰岛素（表2-3）是注射后30分钟以上起作用的胰岛素制剂，高峰浓度2～4小时，持续6～8小时。其性质为清亮的中性可溶性胰岛素，也称为常规胰岛素、普通胰岛素。餐前15～30分钟注射或与预混型胰岛素联合使用。

22 中效胰岛素的作用有什么特点？

中效胰岛素（表2-3）是注射后1～3小时起作用的胰岛素制剂，高峰浓度6～10小时，持续12～24小时。溶剂为缓冲液的白色混悬液，可以与常规胰岛素、速效胰岛素混合使用。

23 长效胰岛素的作用有什么特点？

长效/超长效胰岛素（表2-3）是注射后6～10小时起作用的胰岛素制剂，没有峰值的基础作用胰岛素。用于提供基础胰岛素，常用于基础–餐前大剂量方案。

24 胰岛素可以混合使用吗？

可以，但胰岛素混合使用时一定要谨慎，某些制剂可以混合而不降低药效，某些却不能混合使用。可以混合的制剂是速效与中效胰岛素、短效与中效胰岛素、速效与长效胰岛素、短效与长效胰岛素。中效胰岛素与长效胰岛素不能混合；超长效胰岛素不能与其他任何胰岛素混合。

25 什么是预混胰岛素？

预混胰岛素是将速效型胰岛素或短效型胰岛素与中效胰岛素按照一定比例的混合制剂，可一次注射，且起效快（30分钟），持续时间长达16～20小时。较多用于学龄儿童。目前市面上常见的有30%短效胰岛素和70%中效胰岛素预混（30R），和短、中效胰岛素各占50%的预混两种（50R）。

26 目前市面上主要有哪些种类的胰岛素？

（1）速效胰岛素。有优泌乐（赖脯胰岛素）和诺和锐（门冬胰岛素）等。一般注射后10～20分钟起效，40分钟进入作用高峰，作用持续时间3～5小时，可餐前注射。

（2）短效胰岛素。有猪和人胰岛素两种。诺和灵R、优泌林R和甘舒霖R为人胰岛素。本品注射后30分钟开始作用，持续5～7小时，可用于皮下、肌肉注射及静脉点滴，一般在餐前30分钟皮下注射。

（3）中效胰岛素。有诺和灵 N、优泌林 N 和甘舒霖 N。本品注射后 1～3 小时起效，6～8 小时为作用高峰，持续时间为 14～16 小时。作用持续时间的长短与注射的剂量有关。中效胰岛素可以和短效胰岛素混合注射，亦可以单独使用。中效胰岛素每日注射 1 次或两次，应根据病情决定。皮下或肌肉注射，但不可静脉点滴。中效胰岛素是混悬液，抽取前应摇匀。

（4）长效胰岛素（包括鱼精蛋白锌胰岛素）。如来得时（甘精胰岛素）、诺和平（地特胰岛素），本品一般为每日傍晚注射，起效时间为 1～2 小时，作用可平稳保持 20～24 小时左右，且不易发生夜间低血糖，体重增加的不良反应亦较少；国产长效胰岛素是鱼精蛋白锌猪胰岛素，早已在临床使用。本品注射后 2～4 小时开始起效，8～12 小时为作用高峰，持续时间约 24 小时，其缺点是药物吸收差，药效不稳定。长效胰岛素一般不单用，常与短效胰岛素合用，不可作静脉点滴。

（5）预混胰岛素。是将短效与中效胰岛素按不同比例（30/70、50/50、70/30）预先混合的胰岛素制剂，如诺和灵 30R 为 30% 诺和灵 R 与 70% 诺和灵 N 预先混合的胰岛素。选择 30/70 或 50/50、70/30 是根据病人早餐后及午餐后血糖水平来决定早餐前一次剂量皮下注射；根据病人晚餐后及次日凌晨血糖水平来决定晚餐前皮下注射剂量。

27 胰岛素治疗糖尿病有哪些优点？

胰岛素具有降糖效果好、价格便宜、能有效保护胰岛功能等优点，可以说是治疗糖尿病的"特效药"。近 90 多年来，在临床上虽然又出现了许多新的降糖药，但胰岛素仍是治疗糖尿病（特别是 1 型糖尿病）不可替代的主要药物。

28 胰岛素治疗会引起孩子低血糖吗？该怎么处理？

会引起低血糖反应。主要原因：①胰岛素的应用剂量过大。②混合胰岛素治疗时比例不恰当或预混制剂使用前未充分摇匀。③注射胰岛素后未正常进食。④高糖毒性纠正后胰岛素未及时减量。⑤运动量增加。⑥同时应用某些能增强胰岛素作用的非治疗糖尿病的药物，如磺胺类、β_2 受体阻滞剂、水杨酸制剂等。⑦同时合并甲减、肝、肾功能不全等疾患。⑧过度消瘦的患儿因皮下脂肪层较薄，皮下注射深而变成肌肉注射。⑨食用了含有酒精的饮料、食品。

由胰岛素导致的低血糖必须马上纠正。轻症者即刻饮糖水、服糖块或进食高碳水化合物食品即可纠正；重症者需紧急送往医院静脉注射高浓度葡萄糖或肌注胰高血糖素，再续以葡萄糖液静点。低血糖时间较长者需同时应用糖皮质激素。若应用以上措施患者意识状态仍无好转，应注意合并脑血管意外的可能。

29 胰岛素治疗糖尿病有哪些副作用？该怎么预防及处理？

胰岛素治疗糖尿病可能发生的副作用主要有以下几种。①低血糖反应。一般都是由于胰岛素相对用量过大所致。为了避免在使用胰岛素的过程中出现低血糖反应，必须从小剂量开始使用，密切监测血糖，逐渐调整胰岛素的用量，使胰岛素的用量逐渐地达到既能将血糖控制满意，又不至于出现低血糖的合适剂量。②体重增加。这也是胰岛素常见的副作用。胰岛素可以促进体内蛋白质和脂肪的合成，如果糖尿病患儿采取胰岛素治疗后不进行饮食控制，摄入热量过多，则造成体重的逐渐增加。而体重过度增加却不利于糖尿病控制，配合饮食控制及积极的体育锻炼有助于保持正常体重。③屈光不正，视物模糊。主要出现在胰岛素使用初期，多见于血糖波动大的幼年患儿。这种副作用是暂时的，随着胰岛素使用时间的延长，血糖控制平稳后，这种副作用就会逐渐消失。一般能自行恢复，不需处理。④水肿。胰岛素有轻微的造成水钠潴留的副作用，一部分病人注射胰岛素后可出现轻度的颜面和肢体的水肿，一般无需处理。严重者可以对症口服利尿剂双氢克尿噻和/或安体舒通，水肿大多可消且不再出现。⑤过敏反应。见于部分使用动物胰岛素的病人，分为局部与全身过敏。局部过敏仅为注射部位及周围出现斑丘疹瘙痒。全身过敏可引起荨麻疹，极少数严重者可出现过敏性休克。反应轻者有的能自动脱敏，无需干预。也可更换制剂类型或使用人型制剂，亦可加用抗组胺药。严重过敏而又必须使用者在脱敏后需连续使用，不宜中途停用，否则再次使用时仍可能发生过敏反应。⑥注射部位皮下脂肪萎缩。见于长期使用动物胰岛素的病人，如果使用动物胰岛素的病人长期在一个部位注射更易出现。停止该部位注射一般能缓慢恢复，无须处理。每次更换注射部位，1个月内尽量避免注射同一部位。使用高纯度制剂一般即可预防。⑦胰岛素抵抗。胰岛素日剂量＞200U 持续超过48小时，或＞2U/（kg·d），同时排除应激、酮症及继发糖尿病，应考虑为胰岛素抵抗。病因可能与体内产生胰岛素抗体（IAA）有关。当胰岛素抗体与胰岛素不规则大量解离释放时极易产生严重的低血糖。治疗需应用糖皮质激素，应用的过程中注意严密监测血糖，以尽早发现低血糖并予相应处理。⑧苏木金现象。为患者夜间低血糖导致升糖激素作用加强而于清晨表现为空腹高血糖的现象。易误认为黎明现象而增加胰岛素用量导致夜间血糖更低。检验凌晨3时血糖值即可鉴别。

在胰岛素用于糖尿病的治疗中，如患者出现逐渐加重的饥饿、心悸、出汗或难以解释的反应迟钝、意识障碍或精神烦躁、胡言乱语应想到低血糖的可能，详细查找低血糖的原因并给予相应处理一般都可纠正。而更换高纯度或人型胰岛素制剂一般可明显减少其余不良反应的发生率。而减少不良反应的发生对增加患者的依从性，提高血糖控制达标率，改善患者的生存质量都有重要的意义。

30 胰岛素注射安全吗？

合适的剂量下是安全的。但应避免低血糖，胰岛素过多时，血糖下降迅速，脑组织受影响最大，可出现惊厥、昏迷，甚至引起低血糖休克致死。亦罕见过敏反应，引起过敏性休克。

31 长期注射胰岛素会引发胰岛功能退化及胰岛萎缩吗？

不会。给糖尿病患者补充了外源性胰岛素，是可以减轻自身胰岛的分泌负担，起到保护胰岛细胞的作用。长期胰岛素注射一个最大的副作用就是低血糖，只要控制好用量，没有问题。

32 胰岛素与哪些药物不能同时应用？

胰岛素与酒精相互作用后会产生不同程度的不良反应，主要表现为面部发热、面色潮红、视觉模糊、头痛、恶心呕吐、心动过速、血压下降、烦躁不安等。故建议糖尿病患者不要食用含有酒精的饮料、食品。检查非处方药物的说明书，看其中是否含有酒精成分，如果可能，避免使用此类药物。

33 胰岛素注射会上瘾吗？

胰岛素是一种蛋白质类激素。人体内就有胰岛素，是由胰岛β细胞分泌的，它能帮助人体利用从食物中摄取的葡萄糖，但不会上瘾。

34 糖尿病患儿都需要终身注射胰岛素吗？

1型糖尿病患儿，其身体不能制造自己的胰岛素，也就是说他/她的胰岛β细胞损坏了而导致体内胰岛素分泌绝对不足，血胰岛素水平低，必须终身依靠注射胰岛素才能维持生命；而2型糖尿病患儿因其胰岛素分泌相对不足或靶器官对胰岛素不敏感而致血糖升高。早期临床上可通过饮食控制、运动疗法及口服药物改善糖尿病症状；但到中、后期，若其他措施无法将血糖控制在正常范围，亦需注射胰岛素治疗。

35 胰岛素有哪些常用浓度？

最为广泛使用的胰岛素浓度为 100U/ml（U100）和 40U/ml（U40），但在有些国家 U20、U80 也在使用。尚有各种注射器、胰岛素一体化的注射用笔。每次换新时，应注意确保剂量与既往所用相同。

36 购买胰岛素应该注意哪些问题？

购买胰岛素时有3个方面应注意：正确的种类、有效期、性状（清亮还是混浊的）。

37 每次开启胰岛素时应该注意什么？

记住每次开启新的胰岛素时，都要检查胰岛素的种类、有效期、性状（清亮还是混浊的）。在瓶子或药筒上标明开启日期。

38 使用胰岛素制剂时要注意哪些问题？

①每次从瓶中抽取或用笔注射前养成检查胰岛素性状的习惯。②如果发现什么不对或自己使用的胰岛素用法用量要做大的调整，则应该开一瓶新的胰岛素使用。③不要使用放置在太冷或太热的地方的胰岛素。④不要使用已经超过标签上有效期的胰岛素。⑤本身呈混浊状态的胰岛素（如 NPH）出现结块或粘在瓶壁上时不要再使用。本身呈混浊状态的胰岛素轻轻摇动后絮状物仍沉在瓶底，这样的胰岛素不要再使用。⑥不要使用原本清亮、现在已经混浊的正规胰岛素或速效胰岛素，永远不要用有块状物的胰岛素。⑦不要不与医生商量就擅自更换胰岛素类型。

39 使用两种胰岛素应该注意什么？

①养成仔细阅读胰岛素瓶上标签的习惯，包括生产的公司、品牌的名字、浓度、来源和有效期。②当使用两种胰岛素时，建议用不同的彩色胶带对胰岛素进行标示。这将易于知道应该用哪瓶，而不会在匆忙中弄错。在患者疲倦时这点尤为重要。 ③正规胰岛素或速效胰岛素可以与中效胰岛素或长效胰岛素在同一注射器内混用。要详细学习怎样抽取一种或混合剂量的胰岛素。

40 如果忘记了一次注射，应该怎么办？

如果忘记了注射胰岛素，不要将错过的这一次与下一次一起注射。打电话给医生，问怎么解决。

41 旅行时如果携带胰岛素应该注意什么？

让胰岛素远离太冷或太热的地方。如果需要，应使用冷藏器。乘飞机、汽车、火车旅行时，将胰岛素放在随身的提包或皮包里，千万不要将胰岛素放在托运的行李中，因为这样可能会丢失。不要将胰岛素放在衣裤的口袋里，体温对胰岛素的贮存来说太热了。

42 胰岛素在家如何贮存？

胰岛素作为一种生物制剂，在使用中必须恰当地保存（表2-4）。①胰岛素的储存应避免过冷或过热。不能放在冰箱的冷冻室中，冷冻结冰的胰岛素不可再解冻使用。②使用中的胰岛素可在室温中安全存放28天。没有开封的瓶装胰岛素和胰岛素笔芯应该贮藏于冰箱中，2～8℃冷藏，避免震荡受损。没开封的胰岛素直到有效期前，都可以保持其有效的生物学效应。③在没有冰箱的情况下，未开封的胰岛素可以保存在阴凉干燥处，避免光照和受热，但保存时间应相对缩短。

表2-4　胰岛素的贮存方式

胰岛素	开启前	开启后
小瓶	储存在冰箱冷藏室中（2～8℃）；可以一直使用至标签所示有效期	储存在冰箱冷藏室中（2～8℃）或室温（低于30℃）。开启28天后丢弃
短效胰岛素笔和笔芯	储存在冰箱冷藏室中（2～8℃）；可以一直使用至标签所示有效期	储存在室温（低于30℃；开启后不要冷藏。开启28天后丢弃
中效胰岛素（NPH）笔和笔芯	储存在冰箱冷藏室中（2～8℃）；可以一直使用至标签所示有效期	储存在室温（低于30℃）；开启后不要冷藏。开启28天后丢弃

43 为什么胰岛素不能储存在冰箱的冷冻室中？

为了避免任何冷冻的危险，应该避免将胰岛素制剂储存在冷冻室中或接近冷冻室的地方。被冷冻过的胰岛素制剂即便是解冻后，也不能再次使用。这对于胰岛素悬浊液尤为重要，因为胰岛素晶体或微粒在冷冻时趋于凝聚，并且形成较大的颗粒或块状物，这些不会因为溶解而消失，这就意味着均匀的悬浊液将不再存在，因此，尽管抽取了准确的容量，但是所抽取的胰岛素的剂量仍可能过大或过小。

44 为什么胰岛素不能在过高的温度下储存？

过高的储存温度将会导致胰岛素制剂生物学效应的逐渐下降。同样有可能出现外观的改变，这取决于储存温度有多高以及储存的时间。清亮的、可溶性的胰岛素可能发生沉淀，出现絮状的外观。絮状的胰岛素悬浊液，可能出现较大的颗粒或者凝块。过高的储存温度和过长时间晃动或振动胰岛素制剂，将会加快上述情况的发生。

45 胰岛素开启后可以储存多长时间？

瓶装的胰岛素在室温下（大约25℃），可以被安全地储存4周左右。胰岛素笔芯通常是装在口袋中，储存温度非常接近体温，能被储存4周。瓶装胰岛素在第一次使用过后，能够在冷藏室中储存4周。

46 胰岛素笔及笔芯如何保存？

笔式注射的胰岛素笔芯，在安装到笔上后，不能储存在冷藏室中，只能储存在室温。安装好的笔芯式胰岛素，能够被使用或携带1个月左右。瓶装胰岛素和胰岛素笔芯不能暴露在热或直接光晒下的地方。总之，胰岛素药理效能的丢失通常是一个逐渐的过程，很少是剧烈的。但是，冷冻、逐渐光晒、高温和振动等可以使胰岛素在一个相对较短的时间内失效，应该尽量避免。

（三）治疗方案、剂量

1 什么样的胰岛素治疗方案才是绝对正确的？

糖尿病胰岛素治疗没有绝对正确和错误的方案，也没有一成不变的方案。在所有年龄组人群中，接近生理模式的胰岛素替代治疗及良好的血糖控制是治疗的理想目标。然而，没有一种胰岛素注射方式能够完全达到正常生理需要。不论选择了何种类型的胰岛素治疗，都必须综合考虑患儿及其家庭的教育水平、年龄、成熟程度及个体需要等因素。每日胰岛素的用量在个体之间差别很大，且随着时间的推移而发生变化。因此，需要不断更新、评价。

2 胰岛素治疗的剂量一般应该是多少？

糖尿病患者每日使用的胰岛素剂量存在较大的个体差异并随时间改变。因而需要定期给予评价。一般初始剂量为每日0.5～1U/kg；部分缓解期儿童每日胰岛素总剂量<0.5U/（kg·d）；青春期前儿童（非缓解期）通常需要0.7～1.0U/（kg·d）；青春期儿童常>1U/（kg·d），甚至达2U/（kg·d）。剂量与多种因素有关，包括年龄、体重、发育阶段、糖尿病病程、注射部位的状态、运动、日常生活、血糖控制情况以及有无合并其他疾病情况等。正确的剂量为使用后可达到最好的血糖控制而不引起严重低血糖，同时保证患儿的生长发育。

3 胰岛素剂量调节的原则是什么？

监测血糖或尿糖，不断调节直至达目标血糖，每次调节频度不能太快和幅度不能太大，以不出现严重低血糖为前提。血糖变异度大时不宜频繁调节（吸收、情绪、运动、胃排空节律、状况）。调节剂量的目标应该在 7～10 天达到。

4 1 型糖尿病的胰岛素治疗方案都一样吗？

1 型糖尿病是由于胰岛β细胞被破坏、胰岛素分泌绝对不足所造成，过去称为胰岛素依赖型糖尿病，需终身使用胰岛素治疗。目前将其病程分为 4 期，即急性代谢紊乱期（急性期）、暂时缓解期（蜜月期）、强化期和永久糖尿病期。儿童期 1 型糖尿病主要经历前三期，永久糖尿病期多在青春期以后。因此，针对儿童期 1 型糖尿病特殊的临床过程，在治疗、随访中应按不同病期、病情及年龄等因素灵活调整胰岛素的相应用量。胰岛素治疗需要个体化，方案的选择依据年龄、病程、生活方式（如饮食、运动时间、上学、工作日程）以及既往健康状况和医师的经验等因素决定。应该允许不同患者和家庭有不同的偏爱。无论选择何种胰岛素治疗方案，都必须有适合儿童及家庭的综合教育作为支持。

5 1 型糖尿病的胰岛素治疗有哪些方案？

胰岛素的治疗方案很多，归纳国内外常用方案如下。①基础-餐时方案。一般每日总体胰岛素需要量中的 40%～60%（对胰岛素使用经验不足者，建议从较低比例开始）应当由基础胰岛素提供，余量分次餐前给予速效或短效胰岛素。餐时的速效胰岛素通常在每餐前或餐后立即注射，但餐前 15 分钟注射可能效果更好，尤其早餐前；短效胰岛素通常餐前 20～30 分钟注射以保证充分发挥作用；而作为基础胰岛素的中效胰岛素或基础长效胰岛素类似物通常在睡前或者每日 2 次早晚注射。②持续皮下胰岛素泵治疗，可最大程度模拟生理性的胰岛素分泌模式，目前强调使用强化治疗方案，即基础-餐时方案和持续皮下胰岛素泵治疗。③每日 3 次/多次方案。早餐前速效胰岛素类似物或短效胰岛素与中效胰岛素混合，于下午加餐前或晚餐前使用速效或短效胰岛素，睡前使用中效胰岛素进行治疗。④每日 2 次方案（简易方案）。速效胰岛素类似物或短效胰岛素与中效胰岛素混合，在早晚餐前使用。

6 采用基础-餐时方案时胰岛素每日的剂量应如何分配？

采用基础-餐时方案时，若速效胰岛素作为餐前大剂量，则基础胰岛素的用量要高一些。如基础胰岛素为中效胰岛素，当餐前使用速效胰岛素类似物，则所用基础胰岛素剂量约占总需要量的50%；若餐前使用短效胰岛素，则基础胰岛素为30%，因为短效胰岛素具有一定的拖尾效应。胰岛素总量减掉基础剂量后，余量分3次餐前注射。长效胰岛素类似物一般每日1次注射，必要时可2次。其在早餐前、晚餐前或睡觉前皮下注射，治疗效果是相似的。但在早餐前使用时，夜间低血糖的发生率明显降低。当由其他基础胰岛素换为长效胰岛素类似物治疗后，基础胰岛素的总用量可能需要减少以避免低血糖的发生。此后用药剂量再根据血糖监测情况进行个体化调整。

7 什么是胰岛素强化治疗？

胰岛素强化治疗是指每日皮下多针注射（3针以上的胰岛素注射）或者胰岛素泵治疗。经典意义上的胰岛素强化治疗，是胰岛细胞功能衰竭的糖尿病患者（1型糖尿病患者或2型糖尿病晚期患者）的一种替代治疗方案；"模拟生理性胰岛素分泌模式"是临床工作者对胰岛素强化方案的终极追求。近年来，随着糖尿病治疗领域突飞猛进的发展，胰岛素强化治疗的益处愈加明显，适应证也逐步拓宽。

8 哪些糖尿病患者适合进行胰岛素强化治疗呢？

①绝大多数的1型糖尿病患者。②新确诊的2型糖尿病患者。③血糖控制不佳的2型糖尿病患者。④发生急性代谢紊乱的糖尿病患者。⑤发生严重慢性并发症的糖尿病患者。⑥处于手术前后的糖尿病患者。⑦妊娠糖尿病患者。⑧出现明显消瘦等营养不良症状或同时患有肺结核的糖尿病患者。

9 传统的胰岛素治疗方案是怎样的？

即每日两次注射短效与中效胰岛素的混合物应用方案。新诊断的患儿一般用量为每日0.5～1.0U/kg。以往多数采用每日皮下注射两次的方案：全日所需总量的2/3在早餐前30分钟注射，1/3在晚餐前30分钟注射；每次注射用NPH和RI按2∶1或3∶1混合（或RI和PZI按3∶1或4∶1混合），每次尽量用同一型号的1ml注射器，按照先RI后NPH顺序抽取药物，混匀后注射。根据尿糖检测结果，每2～3天调整剂量1次，直至尿糖呈色试验不超过"＋＋"，再逐渐调至血糖检测正常范围。

10 为什么说胰岛素强化治疗方案优于胰岛素常规治疗方案？

80%以上的糖尿病患者最终会因心、脑、肾等靶器官出现慢性并发症而导致死亡。因此，保护好靶器官是糖尿病患者的重要治疗目标。与进行胰岛素常规治疗相比，进行胰岛素强化治疗能更好地模拟人体内胰岛素的正常生理分泌，保护心脏、肾脏和脑，使其不受糖尿病的侵害，有效地防止糖尿病慢性并发症的发生和发展。科学研究证明，强化治疗方式的远期并发症发生率更低，仅有部分缓解期儿童在短期内通过 1 次中效或者长效胰岛素即可获得满意的代谢控制。

11 胰岛素的用量应该如何调整呢？

（1）采用基础-餐时胰岛素治疗模式时，餐前胰岛素水平的动态调整可根据相应餐后血糖监测结果进行。根据患儿进食碳水化合物情况及与目标血糖的差异为基础进行剂量调整。晨起空腹血糖升高并证明不是夜间低血糖所致时，应增加前一日晚餐前或者睡前的中效或长效胰岛素。餐后血糖高则增加餐前速效或短效胰岛素用量。午餐前及晚餐前血糖水平升高，如果使用基础胰岛素，则增加早餐前基础胰岛素剂量，也可增加午餐前常规或速效胰岛素的量。晚餐后血糖水平升高，则增加晚餐前短效胰岛素或者速效胰岛素的用量。纠正晨起空腹高血糖时需要明确是睡前胰岛素不足导致的黎明现象，还是睡前基础胰岛素过多导致的苏木金现象。若考虑为黎明现象，需增加睡前长效或中效胰岛素。若考虑为苏木金现象，则需减少睡前长效或中效胰岛素。

（2）采用每日 2 次方案治疗的患者，根据每日血糖水平特点调整，或根据数日后掌握的患儿血糖对摄入食物的反应情况进行调整。

（3）胰岛素泵可以用不同方式进行大剂量的输注，目的是减少餐后血糖高峰。新型的胰岛素泵内置运算方程，可根据血糖变化及碳水化合物摄取情况进行胰岛素剂量的自动调节。

12 什么是胰岛素敏感系数？

胰岛素敏感系数是指 1IU 胰岛素可以降低多少毫摩尔/升的血糖，可以为即时降低血糖计算矫正剂量：如果使用速效胰岛素，根据"100 法则"计算，用 100 除以每日总的胰岛素剂量可以得到 1IU 速效胰岛素可以降低血糖的毫摩尔/升数；若使用短效胰岛素则为"83 法则"，用 83 除以每日总的胰岛素剂量可以得到 1IU 短效胰岛素可以降低血糖的毫摩尔/升数。然而，校正剂量的使用应根据患儿个体情况进行调整，因其会受到胰岛素抵抗等其他因素如运动的影响。

13 什么是碳水化合物敏感系数？

碳水化合物是指 1IU 胰岛素可以中和的碳水化合物的克数，也就是说，如果我们知道了所吃食物的碳水化合物含量（g），我们就可以得出该食物所需的胰岛素剂量。如果使用速效胰岛素，根据"500法则"计算，用500除以每日总的胰岛素剂量可以得到1IU速效胰岛素可以中和的碳水化合物的克数；若使用短效胰岛素则为"450法则"，用450除以每日总的胰岛素剂量可以得到1IU短效胰岛素可以中和的碳水化合物的克数。

14 何时需要重新评价胰岛素治疗方案？

①如果发生不能解释的低血糖，则需要重新评价胰岛素治疗方案。②在患其他疾病同时并发高血糖或者低血糖时，需掌握相关疾病的管理知识。③对生活方式改变特别是饮食或者运动方式变化、学校组织外出或度假等的患儿需要每天调整。④特殊情况患儿进食蛋白质或脂肪量减少时，胰岛素总体使用量应当减少，同时根据进食碳水化合物的总量及进食时间来对总量进行重新分配。

15 影响胰岛素吸收的因素有哪些？

患者的胖瘦（脂肪体积）、注射剂量、注射部位和深度、锻炼、胰岛素浓度和类型及胰岛素配方、周围环境温度和体温。

16 黎明现象出现时应该如何调整胰岛素？

也就是清晨现象。早晨觉醒之前，多在5：00之后，出现患儿血糖水平易于升高的现象称之为黎明现象。机制为夜间反调节激素水平增高。1型糖尿病患儿若胰岛素抵抗、肝脏葡萄糖产生增加，黎明现象会更加明显。使用胰岛素泵治疗或每天多次胰岛素注射的患儿较少发生黎明现象。克服黎明现象可以更改胰岛素治疗方案，改用基础＋餐时胰岛素类似物或者泵治疗，也可将睡前胰岛素改为作用更长的胰岛素并检测夜间有无低血糖发生。

17 孩子生病时吃少了还要继续注射胰岛素吗？

不同的疾病状态对血糖的影响不一样，应激状态，如感染、发热、手术等会使血糖升高，对胰岛素的需要也提高；而出现呕吐、腹泻、进食少会使血糖低，这种情况下，只有多查血糖，才能知道孩子的血糖具体的情况。生病时需要注意监测血糖，补充能量，根据血糖调整胰岛素用量，但一定不要停止注射胰岛素。如果出现血糖高，尿酮体阳性，还可能需要另外增加胰岛素。在糖尿病记录本上，记录下尿酮体、血糖的检测结果及注射的胰岛素剂量，询问医生，患儿应该用多少胰岛素。

（四）胰岛素注射方法

1 胰岛素长期注射会出现哪些问题？

局部过敏反应、脂肪增生、脂肪萎缩、注射痛、胰岛素渗漏、青紫与出血、气泡。

2 1型糖尿病治疗手段有哪些？

胰岛素治疗手段在不断提高，但普通胰岛素注射器注射是基础，每位患者都必须会用。胰岛素注射方式还有胰岛素笔、无针高压喷射胰岛素注射器、持针器协助注射、外置胰岛素泵。另外，吸入胰岛素、内置胰岛素泵、胰腺干细胞移植等治疗方式也在探索研究中。

3 注射胰岛素前要准备什么？

如果患胰岛素依赖型糖尿病（IDDM），胰腺不能生产足够的胰岛素。要保持健康就每天需要一定量的胰岛素，以满足身体的需要。注射前需要准备的材料有医生处方的胰岛素、可以使用的注射器及针头、酒精棉签、结实的带盖的容器（用来盛放用过的注射器和针头，如空的漂白粉瓶或咖啡罐）。

4 注射胰岛素时如何选择注射针？

胰岛素注射器必须有与胰岛素浓度相一致的刻度（如100U注射器）。注射胰岛素时应选择针头与针管一体化的小死腔塑料注射器，塑料注射器一般比玻璃注射器好。不同国家可得到的注射器的大小可有不同，但其目的都是能够使注射剂量更精确、疼痛感更小。最好有小剂量注射针管，每标记格为 1U，为小孩子使用。针头与针管一体化的塑料注射器是一次性使用的，虽然有些孩子反复使用而无明显感染率的升高，但考虑到卫生问题并不鼓励反复使用。注射器不得与他人共用，否则会增加血源性感染的危险。

5 如何抽取单种瓶装胰岛素？

①洗手。②核对胰岛素药瓶上的标签并观察瓶中的液体。浑浊的胰岛素（中效或长效胰岛素）应该没有白色凝块。清亮的胰岛素不能变浑浊。如果使用"浑浊"的胰岛素，轻轻地用手滚动药瓶，以使之混匀。③不要摇动胰岛素瓶。摇动可能引起大分子的断裂或产生过多的气泡。④用酒精棉签消毒胰岛素瓶口。⑤向后拉注射器的活塞，吸入

与所需要的胰岛素量相等的空气。取下注射针盖。⑥将针插入并穿过胰岛素瓶的橡皮塞，将注射器里的空气注入胰岛素瓶液体上空。⑦将药瓶倒过来，瓶口朝下。确认针头在胰岛素液体内。抽吸正确数量的胰岛素单位。检查注射器内有无气泡。如果有气泡，轻轻用手弹击注射器排出或将胰岛素推回瓶内。再吸取正确剂量的胰岛素（注射器内有空气并不会伤害人体，但会影响注射器内的胰岛素的剂量）。⑧将针从瓶中抽出，小心地盖上针头盖。这样就可以准备注射了。

6 如何准备混合剂量胰岛素？

"混合剂量"胰岛素意味着将"清亮"的速效或正规胰岛素与浑浊的中效（NPH）胰岛素混合在同一个注射器内。重要的是，混合胰岛素时一定要先抽取"清亮"的胰岛素（短效胰岛素）。这可以防止浑浊的胰岛素进入"清亮"的胰岛素的瓶内，引起短效胰岛素效能下降，先计算好两种胰岛素的总量及各自的剂量。

计算出总共需要的胰岛素量：

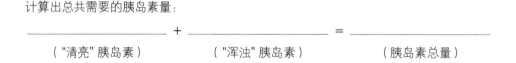

           （"清亮"胰岛素）   （"浑浊"胰岛素）   （胰岛素总量）

然后按以下步骤进行：①洗手。②核对胰岛素药瓶上的标签。③轻轻地用手滚动"浑浊"胰岛素的药瓶，以使之混匀。④用酒精棉签或棉球消毒胰岛素瓶口。取下注射器的针盖。⑤向后拉注射器的活塞，吸入与需要的"浑浊"的胰岛素量相等的空气。⑥将针插入并穿过胰岛素瓶的橡皮塞将注射器里的空气注入"浑浊"的胰岛素瓶液体上空。将针从瓶中抽出。⑦向后拉注射器的活塞，吸入与你需要的"清亮"的胰岛素量相等的空气。⑧将针插入"清亮"的胰岛素瓶液体上空并将注射器里的空气注入。⑨将"清亮"的胰岛素瓶倒过来，瓶口朝下。确认针头在胰岛素液体内。⑩抽吸正确数量的"清亮"胰岛素入注射器。在针头还在瓶内时，轻轻敲击注射器，使气泡上升排出。如果还有气泡，将胰岛素推回瓶内，再吸取正确剂量胰岛素。注射器内有空气并不会伤害人体，但会影响胰岛素的剂量。⑪将针从"清亮"的胰岛素瓶中抽出，再插入"浑浊"的胰岛素瓶内并将瓶子倒过来。千万不要推注射器活塞，否则，就会将"清亮"胰岛素（短效）推入"浑浊"胰岛素（中效）瓶中。⑫向后拉活塞至"清亮"胰岛素和"浑浊"胰岛素相加的总量。也就是抽取正确剂量的 NPH（"浑浊"胰岛素）。将针从瓶中抽出，小心地盖上针头盖。混合胰岛素就抽好了，可以准备注射了。

自混胰岛素时有哪些注意事项？

①两种胰岛素混合时，如短效胰岛素与中效胰岛素（NPH）混合，要保证一种胰岛素不被另外一种胰岛素污染。②应遵循以下规则：先抽取短效胰岛素，后抽取中效胰岛素。速效胰岛素类似物也可以与 NPH 在注射器中进行混合注射。③预混胰岛素瓶需轻轻滚动 10 次以上，以确保混悬液中两种胰岛素充分混匀。④不同厂家的胰岛素进行混合要慎重，以免缓冲制剂之间相互作用。

如何用注射器注射胰岛素？

注射的具体步骤：①选择正确的注射部位；②用肥皂和水清洁患儿皮肤，然后用活力碘或酒精消毒局部皮肤。如果用酒精，等酒精挥发皮肤干了后再注射，以免刺痛；③应该皮下注射，即在脂肪层和肌肉层之间。可以采用倾斜进针法或垂直进针法。倾斜进针法：左手绷紧皮肤，右手持针，针尖斜面向上与皮肤呈 30°～40°角进针，回抽无血可推注药液。垂直进针法：如果注射部位很丰满，用食指和拇指向下推，使皮肤展平。如果注射部位很消瘦，用食指和拇指将皮肤捏起来。不要将皮肤捏得太紧。取下注射器针盖，轻轻将皮肤捏起，像拿笔一样拿着注射器。将针头以 90°角快速插入皮肤，匀速的推动注射器活塞，直到所有胰岛素均进入皮下再放开皮肤；④胰岛素推注完后将针留在原处约 5 秒，让胰岛素被组织吸收，再将针拔出来。拔出来时绷紧皮肤，起到压迫针眼的作用，几秒钟后再松开。检查注射部位有无胰岛素漏出。如果有，将情况记录在糖尿病记录本的注释栏内。胰岛素漏出可能引起高血糖。有时在胰岛素注射部位会发现一小滴血或小的针眼擦伤，是正常的，不要惊慌。

糖尿病患儿使用胰岛素自我注射时应注意什么？

部分糖尿病患者会有严重的长时间的厌倦注射，这样会影响血糖的控制。儿童自我注射胰岛素的适宜年龄个体差异很大。自我注射的适宜年龄与发育成熟度的相关性，比社会年龄相关性更强，大多数 10 岁以上者能够自己注射或在协助下注射。小孩子参与注射时，则需要与父母或看护者一起准备注射装置，推动针栓。逐渐让患儿在督导下成功完成整个操作。自我注射胰岛素有时需要外部因素的推动，如与朋友聚会、在外住宿、在校生活或参与夏令营。父母与看护人不应该期望自我注射自动地持续下去，应该接受孩子不自我注射的阶段，并提供帮助。使用多次注射的小孩子自我注射较困难的部位时，需要得到别人帮助以避免脂肪增生。孩子在自我注射时，父母、看护人和专业保健人员应定期检查注射部位、注射技术和技巧。

10 怎样处理用过的注射器和针头？

将注射器和针头丢入"锐器"丢弃盒或带有拧紧或盖紧的盖子的坚固、厚实的塑料或金属做的硬盒内（可以用空的漂白剂的塑料瓶、洗衣液容器或金属的咖啡罐）。不要用玻璃或透明的塑料容器。不要将针头丢入可回收或再利用的容器内。不要让容器太满，当盛到 2/3 满时，贴上"用过的针头和注射器"或"锐器"的标签，装入垃圾袋并系紧袋口。与当地垃圾处理部门确认处理方式。将注射器及其他物品放在孩子或其他可能滥用的人拿不到的地方。

11 注射胰岛素时选择注射部位的原则是什么？

有计划地选择上臂、大腿和腹壁等不同部位按顺序轮番注射，1 个月内不要在同一部位注射 2 次，以免引起皮肤组织萎缩。

12 胰岛素注射为什么要不断变换注射部位？

变换注射部位意味着每次应该在不同的地方注射。改变位置是避免出现皮肤问题的最好办法。如果每次在同一部位注射，这些部位的皮肤就会萎缩内陷、变硬或者肿胀。将胰岛素注射进变硬或萎缩的部位将很难吸收。

13 胰岛素在不同部位的吸收快慢是否一致？

同样是皮下注射，胰岛素吸收得最快的部位是腹部，其次是手臂、大腿、臀部。当然，如果将胰岛素注射到手臂或大腿后马上去运动，胰岛素将吸收得更快。例如，将胰岛素注射进大腿后马上去长跑，胰岛素将极快吸收。

14 胰岛素的注射深度是多少？

胰岛素必须保证是皮下注射（图 2-2），这样才可以确保胰岛素的吸收稳定，如果注射过深至肌肉层，会加快胰岛素的吸收速度，导致体内血糖波动。注射过浅，药物仅达到表皮层，会导致胰岛素渗出，还可能带来疼痛或免疫反应。

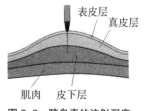

图 2-2　胰岛素的注射深度

15 如何开始变换位置的注射计划？

如果 1 天只需要打 1 针，就从腿开始注射。腿上的注射点全用完后，再转移到其他部位。例如，从左腿开始，然后右腿，再到右臂，左臂，再回到左腿。这样做，每个注射部位可以休息几个星期。如果每天需要打两针，选择身体的一侧作为开始。第二针就用身体的另一侧的同一部位，依此类推。对于1天打4针的糖宝，我们建议在注射部位画线后，在保证针眼纵横间隔1cm以上的基础上，依次沿线更换注射部位。

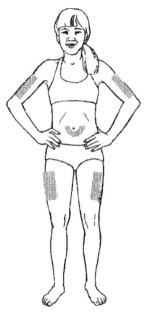

16 如何变换胰岛素注射部位和注射点？

注射部位指身体可以注射胰岛素的地方（图2-3）。注射点指胰岛素实际打进的点。在每个部位都分布一些注射点。变换注射部位意味着每次应该在不同的地方注射。改变位置是避免出现皮肤问题的最好办法。如果每次在同一部位注射，这些部位的皮肤就会萎缩内陷、变硬或者肿胀。将胰岛素注射进变硬或萎缩的部位将很难吸收，使血糖的控制变得起伏不定。胰岛素注射的部位可以是腹部、手臂、大腿、臀部。

图2-3 胰岛素注射部位

17 如何确定上臂的注射部位？

参看图2-4指示的注射部位：①前臂弯曲横过腹部。②在前臂正中从肩部向肘部画一条假想的线。③在前臂外侧从肩部向肘部画一条假想的线。④将另一侧的手放在上臂肘关节上方，向上量一掌的宽度的水平位置连接上臂假想的线。⑤将另一侧的手放在上臂肩关节上方，向下量一掌的宽度的水平位置连接上臂假想的线。⑥假想线之间的位置就是手臂可以注射胰岛素的地方。

变换上臂的注射位点：①从肩到肘画3条间距1.5cm以上的假想线。②手臂中间靠前的线叫"第一线"。③将该线平分为5～7点，每点为1天（这些假想的点应相距1.5～2.0cm）。④注射应该沿着第一条线（最靠近身体的线）逐一向下直到"第一线"用完。⑤第二线是手臂向外侧的下一条假想线。这条线与第一条相距1.5～2.0cm。⑥沿着第一线、第二线、第三线依次进行每天的注射。

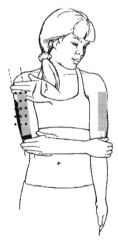

图2-4 胰岛素注射的
上臂部位

18 如何确定大腿的注射部位?

如图 2-5 所示注射部位：①从髋关节向下到膝关节，在大腿中部画一条假想线。②从髋关节向下到膝关节，在大腿外侧画一条假想线。③将手掌横放在膝关节上量一掌的宽度。并与假想线垂直相连。④将手掌横放在大腿上部，腹股沟下。并与假想线垂直相连。⑤大腿假想线内的区域就是胰岛素在腿上的注射部位。

变换大腿的注射位点：①在以上大腿注射部位从髋关节向下到膝关节各相距 2.0cm 画 3 条假想线。②在中间靠前的线叫第一线。③将这条线分为 5~7 个点，每点为 1 天。这些假想的点应该相距 1.5~2.0cm。④注射应该沿着第一条线逐一向下直到第一线用完。⑤第二线是向外侧的第二条假想线。这根线与第一条线应该相距 1.5~2.0cm 的距离。

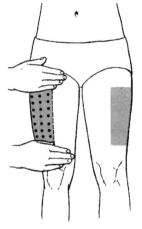

图 2-5 胰岛素注射的大腿部位

19 如何确定腹部的注射部位?

如图 2-6 所示注射部位：①腹部的注射部位在肚脐下，以肚脐为中心，以 1.5cm 为半径画假想的半圆。②以肚脐为中心，向脐水平以下，画半径为 5cm 的假想半圆。③两个假想半圆内的面积就是腹部胰岛素注射的部位。

变换腹部的注射位点：①从平脐水平内侧半圆左侧或右侧开始，每隔 1.5cm 注射一针。②然后用外侧半圆，同样每隔 1.5cm 注射一针。③在每根假想线上可以注射 7 针或更多。④注射时避开脐部正下方的注射点。

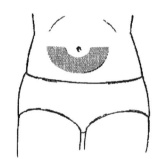

图 2-6 胰岛素注射的腹部部位

20 如何确定臀部的注射部位?

如图 2-7 所示臀部注射部位：①找到尾椎骨，从尾椎骨向臀部两侧画假想线。②从每侧臀部的中间向下画假想线。③上线及外侧线见图 2-7 的阴影部分。

变换臀部的注射位点：确定臀部注射位点时需要别人的帮助。①从臀部最外侧第一条线的最上面一点开始。②每点相距 1.5~2.0cm（每条线大约有 3 个注射位点）。③下一

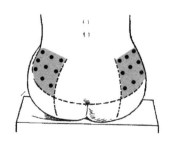

图 2-7 胰岛素注射的臀部部位

条线向臀部内侧距第一条线大约 1.5～2.0cm。④向臀部内侧距第二条线大约 1.5～2.0cm 继续画第三条假想线。

21 注射胰岛素时为什么用酒精而不用碘酒消毒皮肤？

碘酒又称碘酊，一般为 2% 的酒精溶液，是常用的皮肤消毒剂。碘酒是通过碘与细菌的蛋白质起碘化反应而杀死细菌的，碘酒具有较强的穿透力，甚至可以杀死细菌的芽孢，杀菌力强。碘酒主要用于手术前、注射前的皮肤消毒及伤口的消毒，尤其是对被污染的伤口，如被带锈铁器刺伤或带泥沙的创口，清洗后用碘酒消毒伤口周围效果较好。但是碘酒刺激性较大，涂在破损伤口上比较痛，涂在黏膜上有烧灼感，且碘可灼伤伤口组织，造成不可愈型的伤口损伤。故不宜直接用于破损伤口及黏膜消毒。

酒精可使细菌的蛋白质变性，其中 75% 的酒精溶液穿透力最好，杀菌力最强，是临床上常用的消毒剂。酒精的杀菌力不如碘酒，但酒精刺激性小于碘酒，不适宜碘酒消毒的伤口或器官可用酒精消毒，所以皮下注射胰岛素一般用酒精消毒。

22 什么是胰岛素笔？

胰岛素笔是一种胰岛素注射装置，大小比钢笔略大，胰岛素以笔芯的方式放在笔中，可随身携带，用时只需拔下笔帽，就可进行胰岛素注射，操作非常方便。它所使用的胰岛素是专门的笔芯式胰岛素，浓度与一般的胰岛素不同，为 U100，即 100U/ml（一般的胰岛素浓度为 U40，40U/ml，每支 400U）。笔芯胰岛素通常为 300U/支或 150U/支，用完之后更换笔芯继续再用。

23 胰岛素笔有哪些优缺点？

（1）优点。①方便，免去家长用注射器在胰岛素药瓶中抽取胰岛素的烦琐过程。孩子出门也不用再带注射器、胰岛素药瓶、消毒药棉等一大堆物品，而只需带一支小小的"钢笔"就可。②胰岛素注射过程更加简单、隐蔽，可免去孩子在公共场合注射胰岛素的尴尬。有人甚至就在餐桌下面用一只手完成胰岛素注射，而邻桌的人却毫无察觉。③为视力不佳甚至失明的家长及孩子注射胰岛素带来方便。视力不好是无法使用注射器抽取胰岛素并进行注射的。由于胰岛素笔操作简单，而且进行剂量设定是有明确的"咔嗒"声，因此即使视力不好，经过训练同样可用胰岛素笔进行注射。④胰岛素剂量更加精确，可以以 1U 进行胰岛素剂量调整。⑤基本无痛，其针头比专用胰岛素注射器的针头更细，有的病友使用后认为基本没有疼痛感。

（2）缺点。①胰岛素笔本身需要花一两百元购买，需使用专门的胰岛素笔芯，普通胰岛素不能放入笔中使用。胰岛素笔芯较普通胰岛素价格要贵一些。②当孩子需要进行两种胰岛素（如诺和灵 R＋诺和灵 N 或优泌林 R＋优泌林 N）混合注射时，胰岛素笔无法一次完成，此时最好用两支笔分别注射，这给患儿及家长带来不便。在这种情况下，常常用预混的胰岛素诺和灵 30R 或优泌林 30R 笔芯来代替，可以一次完成。一般来说，一种胰岛素使用一支胰岛素笔。因此想使用胰岛素笔给孩子治疗糖尿病时，最好让孩子的医生将其胰岛素治疗方案调整到只用某一种胰岛素，如预混的胰岛素 30R 或 50R，因为预混的胰岛素中既含有短效胰岛素 R，又含有中效胰岛素 N。

24 胰岛素笔有哪些种类？

（1）从使用功能上划分。①一次性胰岛素笔。有些胰岛素笔是一次性使用的，用完之后，连笔带芯一起扔掉，更换新笔。这类胰岛素笔简单卫生。目前我国这类胰岛素笔较少。②可重复使用的胰岛素笔。笔芯用完后，更换笔芯再用，胰岛素笔可以使用很多年，甚至终身。目前在我国可以买到的主要是这种胰岛素笔，如诺和笔。

（2）从生产厂家上划分。诺和胰岛素笔（Novo Nordisk）、礼来胰岛素笔（Lilly）、自动胰岛素笔 Autopen（Owen Mumford）。

不同品牌的胰岛素笔外观和操作不尽相同，家长们购买时应该根据使用说明书，同时在医务人员的帮助下学习操作。

25 如何使用胰岛素笔？

（1）胰岛素笔与胰岛素笔芯要相互匹配。目前国内市场上胰岛素笔有诺和笔（丹麦诺和诺德公司）、优伴笔（美国礼来公司）、得时笔（法国安万特公司）、东宝笔（我国通化东宝公司）。患者要搞清楚自己用的是哪个厂家的胰岛素笔，必须使用该厂家生产的配套胰岛素笔芯。如：诺和笔只能使用诺和诺德公司生产的各种剂型笔芯，优伴笔只能使用礼来公司生产的各种剂型笔芯，得时笔只能使用安万特公司生产的长效基础胰岛素来得时。注射前准备好胰岛素笔芯、针头、胰岛素笔、75%医用酒精及医用棉签。

（2）检查并安装笔芯和针头。安装前应仔细检查笔芯是否完好，有无裂缝；笔芯中药液的颜色、性状有无异常，有无絮状物或结晶沉淀；笔芯是否过了有效期。确定无误后，扭开笔芯架，装入笔芯，用 75%酒精消毒笔芯前端橡皮膜，取出针头，打开包装，顺时针旋紧针头，安装完毕。注射时摘去针头保护帽即可。

（3）排气。新换上的笔芯，由于驱动杆与笔芯的尾端接触不够紧密，若不排气就注射，注射的剂量就会少 4～6U。将笔垂直竖起，使笔芯中的气泡聚集在上部，把剂量调

节旋钮拨至 "2 单位" 处，之后再按压注射键使之归零，如有一滴胰岛素从针头溢出，即表示驱动杆已与笔芯完全接触且笔芯内气泡已彻底排尽。如果没有药液排出，重复进行此操作，直至排出一滴胰岛素为止。注意：每次安装新笔芯和针头时都要进行本操作。

（4）注射方法。每次注射前先检查确认有足够剂量的胰岛素后，旋转剂量调节旋钮，调至所需注射单位数。如所注射的胰岛素为混悬液（如中效胰岛素或预混胰岛素），应将胰岛素笔上下颠倒 10 次左右，直到药液成为均匀白色混悬液时为止，以防药液浓度不均匀导致血糖控制不良。速效胰岛素（如诺和锐）、短效胰岛素（如诺和灵 R）及甘精胰岛素（来得时）均是澄清的溶液，可以直接注射。

（5）具体注射方法。注射部位常规消毒，左手捏起注射部位的皮肤，右手握笔垂直快速进针，右拇指按压注射键缓慢匀速推注药液，注射完毕后针头在皮下停留 10 秒钟，再顺着进针方向快速拔出针头，用干棉签按压针眼处 30 秒钟。盖上针头帽，注射结束。

26 如何记背胰岛素笔注射操作顺序？

可以做个注射顺口溜卡片以便记背。内容如下：一摇二装三排气，四调五消六注射，七停八拔九卸十收藏。具体是：①摇。轻轻滚动注射笔或来回上下颠倒注射笔 15 次，使胰岛素混合均匀。检查胰岛素是否摇匀、胰岛素剂型及有效期。②装。取下针头纸签，将针头顺时针旋转在笔芯架上。③排气。转动剂量调节栓，调至 2U 剂量，敲打笔芯，针头朝上，排气，针头有药流出空气排完。④调。转动剂量调节栓，选择您所需要的剂量。⑤消。乙醇环形消毒注射部位。注射部位为腹部、上臂、大腿、臀部。⑥注射。儿童和消瘦成年人与皮肤呈 45°角进针。正常体重成年人呈 90°角。两次注射间距 2cm 以上。注射部位应距关节一横掌之外，避免在瘢痕或硬块部位注射。⑦停。注射完毕后，剂量窗口归零，继续保持注射姿态停留 10 秒钟。⑧拔。用干棉签轻轻按压注射部位拔出针头。⑨卸。盖上针头外套，逆时针取下针头丢入垃圾桶。⑩收藏。将胰岛素及笔收藏在安全的地方。已开瓶胰岛素可用 28 天。

27 使用胰岛素笔注射时需要注意什么？

（1）注射前要做好准备。①确定吃饭时间，确保在注射后 30 分钟内吃饭。②准备好酒精棉球、针头、胰岛素笔和胰岛素，注意胰岛素笔和胰岛素一定得是同一厂家的产品，以免不匹配。③再一次核对胰岛素的剂型。④仔细检查胰岛素的外观，中效、长效胰岛素或者预混 50/50、70/30 胰岛素均为外观均匀的混悬液，轻轻摇晃后，如牛奶状。若轻轻摇晃后瓶底有沉淀物，液体内有小的块状物体沉淀或悬浮，有一层 "冰霜" 样的物体黏附在瓶壁上，则不能使用。

（2）要选择适合的注射区域。常用的胰岛素注射部位包括上臂外侧、腹部、大腿外侧、臀部。以 2cm² 为一个注射区，而每个注射部位可分为若干个注射区，注射区的意思是每次注射应在一区域。每次注射部位都应轮换，而不应在一个注射区几次注射。腹部是胰岛素注射优先选择的部位，腹部的胰岛素吸收率能达到 100%，吸收速度较快且皮下组织较肥厚，可减少注射至肌肉层的风险，最容易进行自我注射。

（3）注射。每次注射前必须检查是否有足够剂量的胰岛素。注射时左手轻轻捏起注射部位的皮肤，右手持胰岛素笔将针头直接扎入捏起的皮肤内，推注药液，注射完毕后，拇指从剂量旋钮上移开，针头在皮肤下停留 10 秒钟以上，然后拔出针头，用干棉签按压针眼 3 分钟以上。

（4）注射完毕后应套上内针帽，旋下针头，将废弃针头丢弃，戴回笔帽。同时要注意胰岛素的保存，一般来说，未开启的胰岛素笔芯可储存在 2~8℃环境下（冰箱内），开启后装入胰岛素笔内的笔芯在室温下可保存 1 个月左右。患者要特别注意胰岛素笔芯不能冰冻，也不能暴露在阳光下。

28 什么是胰岛素无针注射器？

胰岛素无针注射器（亦称胰岛素无针注射系统）是一种通过压力注射的设备。它的原理是通过高压使液体药品通过一个极细的孔后，产生一个液体柱，穿透皮肤喷射到皮下。它的优点是消除了被注射患儿对针头的恐惧，消除了疼痛。无针注射技术在欧美国家百年前就已诞生，但没有被大量应用，现在它的体积制造得很小，而且注射效果也大大提高。目前大量应用于胰岛素、干扰素、疫苗等小量液体药品的注射。

29 胰岛素无针注射器有哪些优缺点？

（1）胰岛素无针注射器消除注射时造成的疼痛。注射引起疼痛，是每个接受注射治疗的患儿都必须面对的问题，也是许多孩子为什么拒绝、不配合临床治疗的主要原因。如果在某次注射时，疼痛异常明显，常常是因为进针部位碰到了某根皮下神经，此时如疼痛尚能忍受，可迅速注射完毕拔针。如果疼痛无法忍受，可更换注射部位再注射。无针注射再也不会出现疼痛的情况。

（2）胰岛素无针注射器减轻初期使用治疗的患者由于注射而造成的水肿现象，雾化的喷射流入皮肤，作用范围更大，吸收更好更迅速，避免了初期患者由于注射量大而造成的水肿现象出现。

（3）无针注射器不会有感染现象。高压无针注射和专业消毒用具更大程度保证无菌操作，避免皮肤感染受损。

（4）无针注射器克服脂肪垫、脂肪萎缩等情况出现。喷雾状注射，扩散吸收，吸收曲线更接近于生理分布状态。

（5）无针注射器避免有针注射带来的回漏现象出现。高压无痛注射器高压作用，使注射更加迅速、准确。

（6）无针注射器无须拆洗，操作简单易学。以往的无针注射笔每两周需要拆洗一次；无针注射器药物注射剂量精确（最小可调剂量为 0.01ml）。

（7）无针注射器消除针头刺破事故的发生。无针注射器体积小，携带方便，视力有缺陷的患儿也能使用。

（8）无针注射器可与多种药物和疫苗一起使用。

30 如何准备无针注射器注射？

①将无针注射器复位器平放在桌面上，一只手抓住无针注射器复位器的底部，另一只手完全打开无针注射器复位器（直至不能打开为止）。②将无针注射器的安全环置于"safe"。③将无针注射器放入复位器。④闭合无针注射器复位器直到复位器两半紧紧扣在一起。注意：保护手指，不要夹伤。⑤打开复位器，拿出无针注射器。此时，无针注射器已经处于待用状态，只用装上安瓿瓶就可以注射了。

31 如何用无针注射器取药？

①先用香皂和水将手洗干净；②打开无针注射器转接头的无菌包装，拿掉转换头尖端的护套；③将无针注射器转接头插入药瓶。正确插入时，转接头前端应该紧扣在药瓶上。注意：无针注射器转换头的尖端很尖锐，插入药瓶时请注意保护自己；④拿下转接头上白色的保护盖（顺时针旋转即可拿下）；⑤打开安瓿瓶的无菌包装，注意不要碰到安瓿瓶的送药的一端；⑥请确认安瓿瓶的推杆推到顶端后，向后拉无针注射器推杆至需要注射剂量的刻度；⑦将安瓿瓶的给药端顺时针装入转接头的打开端。顺时针旋转直到旋不动为止；⑧推动推杆将安瓿瓶中的空气推入药瓶中。倒转药瓶，向下拉推杆到所需注射剂量的刻度；检查安瓿瓶中是否有气泡。如果有气泡，用手指轻轻弹击安瓿瓶，将气泡赶到安瓿瓶的顶端，向上推动推杆，除去气泡，然后再向后拉推杆到需要的注射剂量的刻度。

32 如何用无针注射器注射？

①逆时针旋转从转接头上拿下安瓿瓶。注意如果药液取多了，请将多余的药液用推

杆排弃至水槽，不要将多余的药液重新送入药瓶。②将推杆的手柄一端沿与无针注射器一条直线的方向插入注射器，顺时针旋转安瓿瓶，直到旋不动为止。旋动安瓿瓶时，无针注射器的安全装置开始启动。③将安全环置于"safe off"位置，手握无针注射器垂直于注射部位皮肤紧紧按在肌肉上，按的力量大小以安瓿瓶在注射点的肌肉上留下一个可以看得见的痕迹为好。当无针注射器垂直紧按在肌肉的皮肤上之后，按下扳机，并且保持无针注射器不动2~3秒钟。④注射完成之后，卸下并将安瓿瓶扔进垃圾桶。⑤取药结束后，转接头不用拿下，只需将保护盖旋上即可，直到药用完后连同药瓶一起再取下。

33 购买和使用无针注射器应该注意什么？

胰岛素无针注射器对准皮肤喷射的水柱只有0.17mm，像一根用水做成的"针"，精确无误地进入皮肤组织，与金属针穿刺皮肤相比，更舒适，更安全。非常适合长期注射胰岛素。但有些问题要注意：①由于是从国外原装进口，需要完善的售后服务，注意应尽量避免网上邮购，或者声明开箱验货，凭正规发票再付款。②一般使用寿命是10年，最好从当地网点购买，以免影响使用。③由于胰岛素无针注射器是利用人体皮肤网格状通透性结构，以"细针"形式透过皮肤间隙，射入体内。而血糖高会导致皮肤微循环小毛细血管出现堵塞，大约有2%的患者会有疼痛、出血、淤青的现象。购买前试用一次，可以避免由于不适用而引起纠纷。

（五）胰岛素泵

1 什么是胰岛素泵？

胰岛素泵是一种内装有胰岛素的微电脑动力装置，形状如传呼机大小，泵需随身携带，泵内的胰岛素通过长期置入皮下的小针或软管注入体内。通过微电脑，胰岛素可以以基础和餐前大剂量两种方式给予，因此称为持续皮下胰岛素注射（CSII）。

2 儿童或青少年糖尿病患者使用胰岛素泵的优越性有哪些？

对于儿童或青少年患者来说，其糖尿病病史注定较长，血糖控制不佳将会导致急性、慢性并发症发生，严重影响生活质量和寿命。因此，对于这部分患者来说，血糖严格控制显得尤其重要。然而，调查发现常规治疗的患儿血糖控制不良率较高，这可能与该人群特殊性有关。儿童或青少年的基础胰岛素分泌与成年人不同，对于年龄小于10岁的儿童，基础胰岛素需要量低于成年人，且无典型的双峰双谷波形，而年龄为11~20的青少年，基础胰岛素需求量明显高于成年人，尤其是夜间基础胰岛素水平，因为午夜后生长激素、皮质醇等升糖激素释放增多在青少年患者中表现尤为突出。

此外，儿童或青少年睡眠、运动、日常生活缺乏规律，特别是婴幼儿，他们在不同年龄阶段会有不同的特殊需要，如上学、交友等，因此在不同时期会有特别的避讳问题，在中国，避免同学、朋友知道自己罹患糖尿病是比较普遍的现象。这些因素都会影响血糖的良好控制。

针对以上特殊性，胰岛素泵则显示出明确的优越性：①胰岛素泵可以分时段地设定24小时的基础率，使基础胰岛素给予更符合儿童和青少年基础胰岛素分泌的特点，更有效地纠正黎明现象和控制空腹血糖。②餐前大剂量的给予可随进餐时间和进餐内容灵活调整，避免了因生活不规律带来的血糖难以控制现象。③因为胰岛素泵使用短效或速效胰岛素，其在体内吸收平稳，避免了血糖波动，减少了严重低血糖事件的发生，从而提高了患者的依从性。

胰岛素泵治疗可改善儿童糖尿病患者的生活质量，其减少注射次数、生活方式趋向正常化的优势使患者自我感觉良好，多数不愿返回皮下注射胰岛素（MDI）。因此，目前大多数儿科糖尿病专家对儿童糖尿病的治疗首选胰岛素强化治疗，但需患者主动、自愿、有能力的情况下进行，并且需要给予更多、更经常、更严格的血糖监测和糖尿病知识教育，因为既往研究报道因糖尿病教育不足，患者对胰岛素泵知识的学习和灵活运用不够反而会增加糖尿病酮症酸中毒、感染及低血糖的发生率。

3 什么是1型糖尿病的DCCT试验研究？

20世纪90年代发表的DCCT（diabetes control and complications trial）系列研究结果是糖尿病诊疗史上里程碑式的重大事件，为胰岛素强化治疗的治疗学地位奠定了坚实基础。1983—1989年在欧美29家临床中心DCCT试验（糖尿病控制与并发症试验）入选了就诊的1 441位13～39岁的1型糖尿病患者，按随机原则将患者分为胰岛素强化治疗组（每日3针以上皮下胰岛素注射治疗或胰岛素泵治疗）或传统胰岛素治疗，平均随访6.5年，观察患者的并发症发生情况。

4 DCCT试验研究的结论是什么？

DCCT试验结果发现，相比传统胰岛素治疗而言，胰岛素强化治疗可以将糖尿病视网膜病变风险下降63%，糖尿病肾病风险下降至54%，糖尿病神经病变风险下降60%，糖尿病大血管并发症风险下降41%。

5 什么是血糖控制的记忆效应?

在 1993 年 DCCT 试验随访结束后,试验机构对 93% 的受试者继续随访至 2005 年 2 月 1 日,并将后续试验名称命名为 EDIC 试验(epidemiology of diabetes interventions and complications, EDIC)。随着 DCCT 试验的停止,两组患者的疗法差异逐渐减小并消失,糖化血红蛋白的差异也逐渐消失。但 DCCT 试验中早期强化治疗带来的微血管并发症益处仍然得以保持,而在 DCCT 试验随访过程中并未凸现的大血管并发症益处也得以显现(心血管事件发生风险下降 42%,非致死性心梗、脑卒中或者心血管事件死亡风险下降 57%)。故有学者将这种现象称为早期强化血糖控制的记忆效应——在合适的治疗时间窗内及时对患者进行强化血糖控制,患者将长期获益。

6 DCCT 试验研究中胰岛素泵疗法的患者比例是多少?

胰岛素泵疗法作为胰岛素强化治疗的有效手段,在 DCCT 研究中占有重要地位。在强化治疗组中,试验初始第 1 年,有 29.8% 的患者使用胰岛素泵疗法;而试验观察终止时,41.4% 的患者使用胰岛素泵疗法作为强化手段。至 EDIC 随访第 12 年,使用胰岛素泵的患者占到了 48.4%。

7 强化胰岛素治疗有什么缺点?

胰岛素强化治疗组在获得糖化血红蛋白下降以及微血管并发症减少的同时,暴露出胰岛素的两大不良反应——体重增加和医源性低血糖发生率上升。医源性低血糖方面,强化胰岛素治疗组的发生率较常规治疗组高 3 倍,体重增加是阻碍血糖控制的另一个重大的胰岛素不良反应。在 DCCT 研究的强化治疗组中,超重的患者人数增加 33%。随访 5 年时,强化胰岛素治疗组的体重较传统胰岛素治疗组重 4.6kg。

两者的出现主要与外源性胰岛素替代的非生理性有关——弹丸式注射的给药模式易造成胰岛素波峰的形成,且短效或速效胰岛素的一次性给药使餐时胰岛素无法与就餐时间和(或)就餐食物成分完全吻合,造成医源性低血糖发生的增多;而皮下胰岛素给药的模式与生理性胰岛素分泌不同,可导致外周胰岛素浓度过高,外周组织合成增加,最终造成病理性体重增加。因此,为减少胰岛素不良反应的发生,需要一种符合生理性分泌模式的胰岛素输注装置。

8 如何避免强化胰岛素治疗的缺点?

要避免强化胰岛素治疗的缺点,需要使用更符合生理性分泌模式的胰岛素输注装置。无论是 DCCT 试验还是 UKPDS（英国前瞻性糖尿病研究）试验，其中强化治疗的不良反应——医源性低血糖和体重增加，与胰岛素剂型、种类、当时的血糖监测技术及胰岛素泵输注技术的发展水平相关。以低血糖为例，在 2003 年 Lepore 的报道中，使用胰岛素泵强化治疗的 1 型糖尿病患者，严重低血糖发生率为 0.12 次事件/人年；在 2005 年 Hoogma 的报道中，严重低血糖发生率为 0.2 次事件/人年。不考虑试验方案和入组人群的差异，仅对低血糖事件进行比较，两者均低于 DCCT 试验时患者的低血糖发生率。相信随着胰岛素种类的多样化和输注模式的生理化，低血糖的发生率会进一步减少。同样，更为符合生理性输注模式的应用，可以增大胰岛素的利用度，减少胰岛素用量，从而减轻体重增加等不良反应的发生。与每日多针皮下注射相比，胰岛素泵可以达到更好的血糖控制。

9 安装胰岛素泵是否需要开刀？

不用。胰岛素泵是体外的，只需将导管上的短针扎入皮下，胶布固定即可，而这个过程只需要几分钟的时间，家长和患儿可经过学习后自行操作。

10 胰岛素泵怎样与人体相连？

胰岛素泵由微电脑及其控制的精密微泵、小注射器和与之相连的输液管组成。小注射器最多可以容纳 3ml 的胰岛素，注射器装入泵中后，将相连的输液管前端的引导针用注针器扎入患者的皮下（常规为腹壁），再由电池驱动胰岛素泵的螺旋马达推动小注射器的活塞，将胰岛素输注到体内。胰岛素泵的基本用途是模拟胰腺的分泌功能，按照人体需要的剂量，将每日胰岛素分为两部分注射：一为基础量，控制夜间、空腹及餐前血糖；二为餐前量，控制餐后血糖，将胰岛素持续地推注到使用者的皮下，保持全天血糖稳定，以达到控制糖尿病的目的，俗称人工胰腺。

11 使用胰岛素泵有什么好处？

人体胰岛素生理分泌的特点：小量、持续的胰岛素分泌和餐前的大剂量分泌。人体生理状态下胰岛素基础分泌为每 3～5 分钟分泌微量胰岛素，而且全天有两个波峰两个波谷：早晨 5 时到 6 时达高峰，下午 4 时到 5 时达高峰；上午 10 时到下午 2 时和晚上 10 时到凌晨 2 时为波谷，是胰岛素生理需要量最少、自身基础胰岛素分泌最低的时间。

胰岛素泵最大的特点是有持续、微量的基础胰岛素输入，使给入的胰岛素更生理化、合理化，能模拟生理胰岛素基础分泌，有波峰有波谷，使血糖平稳、正常，更完美化。其优点为：①减少胰岛素吸收的变异。多次皮下注射治疗需要中长效胰岛素制剂，该类制剂在同一个体吸收率差异很大，更易导致血糖波动；而胰岛素泵使用变异度较小的速效或短效胰岛素制剂，单一品种胰岛素在同一位置微量多次输注，不易产生胰岛素池，吸收稳定，进一步降低了胰岛素吸收的变异度。②明显减少低血糖发生的风险。由于胰岛素泵夜晚仅输出微量胰岛素，不再使用中效或长效胰岛素，没有这两种长效制剂夜晚的高峰降糖作用，减少了夜间低血糖；减少餐前胰岛素用量，避免了大剂量短效、中效胰岛素注射后在体内的重叠作用，减少了低血糖的发生。③平稳控制血糖，减少血糖波动。胰岛素泵可根据患者的血糖、运动以及进餐结构和时间情况灵活地调整餐前大剂量模式、基础输注量以及分段基础率，更好地模拟生理分泌，有效地控制黎明现象和餐后高血糖等，避免了血糖波动，降低糖化血红蛋白水平，从而防止糖尿病多种并发症的发生与进展。④可提高患者的治疗依从性，减少多次皮下注射胰岛素给糖尿病患者带来的痛苦和不便，增加了糖尿病患儿进食、运动的自由，使生活多样、灵活，改善了生活质量。⑤增强了身体的健康与营养状态，提高了患者战胜疾病的勇气与生活信心，显著减轻了疾病造成的沉重精神与心理压力。⑥对一些生活工作无规律，经常加班、上夜班、旅行、商务飞行的糖尿病患者，特别是在交通运输部门工作的人，使用胰岛素泵可以良好地控制血糖，无须定时进食或加餐，也不会发生低血糖。⑦在受过良好培训教育的糖尿病患者使用胰岛素泵后可以获得完全正常的代谢状况及几乎正常或完全正常的血糖水平。

12 用胰岛素泵治疗糖尿病真的可以控制并延缓并发症吗？

用胰岛素泵治疗糖尿病的确可以有效地控制并延缓并发症。胰岛素泵模拟生理性分泌，胰岛素吸收稳定，故血糖控制平稳达标，控制并延缓并发症，延长寿命。国际上循证医学研究已经证实：胰岛素泵治疗可降低以下并发症风险：视网膜病变降低76%，神经病变降低60%，肾脏病变降低54%，各种心血管事件降低42%。

13 胰岛素泵包括哪几个部分？

胰岛素泵由4个部分构成：含有微电子芯片的人工智能控制系统、电池驱动的机械泵系统、储药器和与之相连的输液管、皮下输注装置。

14 胰岛素泵的工作原理是怎样的？

胰岛素泵不仅能提供"微量"与"持续不断"的基础胰岛素分泌，也能保证餐时胰岛素分泌的"快速"和"高峰"，根据食物种类和总量设定餐前胰岛素及输注模式以控制餐后血糖，也就是模拟了生理状态下的胰岛素分泌模式，从而达到有效地控制糖尿病患者的高血糖状态之目的。

15 胰岛素泵的硬针和软针注射有什么区别？

从注射效果看，没什么太大的区别。只是硬针穿刺较方便。一般而言，两者可用于所有患者，但偏瘦的患者更适合硬针。而软针在感觉上会更舒服一些。

16 如何选择胰岛素泵针？

不锈钢针的优点是进针时不疼、与胰岛素相容性好、价格低、可多次使用。但偶尔在非进针部位感到疼痛，个别人可能对不锈针钢材中的镍过敏。

聚四氟乙烯软管针的导管软，皮下埋置患者心理上更易于接受。但进针方法不正确时可能疼痛（瘦人应30°进针，胖人应45°进针）；易曲折引起管道阻塞，导致血糖忽高忽低；进针处皮肤针眼较大，可能出现瘢痕；价格较高，拔出皮肤后不能再用。

所以，选择原则是优先使用不锈钢针，假如钢针过敏再使用软针。

17 胰岛素泵适合哪些人群使用？

原则上适用于所有需要应用胰岛素治疗的糖尿病患者。

短期胰岛素泵治疗的适应证：①T1DM患者和需要长期胰岛素强化治疗的T2DM患者，在住院期间可通过胰岛素泵治疗稳定血糖、缩短住院时间，并为优化多次胰岛素注射的方案提供参考依据；②需要短期胰岛素治疗控制高血糖的T2DM患者；③糖尿病患者围手术期的血糖控制；④应激性高血糖患者的血糖控制。

长期胰岛素泵治疗的适应证：需要长期胰岛素治疗者均可采用胰岛素泵治疗，以下人群使用胰岛素泵获益更多。①1型糖尿病患者。②需要长期胰岛素治疗的2型糖尿病患者，特别是：a. 血糖波动大，虽采用多次胰岛素皮下注射方案，血糖仍无法得到平稳控制者；b. 黎明现象严重导致血糖总体控制不佳者；c. 频发低血糖，尤其是夜间低血糖、无感知低血糖和严重低血糖者；d. 作息时间不规律，不能按时就餐者；e. 不愿接受胰岛素每日多次注射，要求提高生活质量者；f. 胃轻瘫或进食时间长的患者。③需要长期胰岛素替代治疗的其他类型糖尿病（如胰腺切除术后等）。

18 哪些患者不宜短期应用胰岛素泵治疗？

糖尿病酮症酸中毒急性期、高渗性非酮症性昏迷急性期、伴有严重循环障碍的高血糖者，不推荐皮下胰岛素泵治疗。因为这些情况时皮下血循环不佳会造成胰岛素吸收不良。

19 哪些患者不宜长期应用胰岛素泵治疗？

①不需要长期胰岛素治疗者；②对皮下输注管过敏者；③不愿长期皮下埋置输液管或不愿长期佩戴泵者；④患者及其家属缺乏胰岛素泵使用相关知识，接受培训后仍无法正确掌握使用方法者；⑤有严重心理障碍或精神异常者；⑥无监护人的年幼或年长者，生活无法自理者。由于胰岛素总量过小及护理问题，婴儿不推荐使用。

20 儿童与青少年胰岛素泵治疗与成年人存在哪些差异？

儿童与青少年胰岛素泵治疗成功的关键在于家长给孩子选择正确的治疗方案。确定儿童与青少年胰岛素泵治疗时，原则上与成年人相似，但是存在以下差异：①对处于快速生长期的儿童，为对抗入睡后迅速与大量分泌的生长激素，常需要从晚餐后至前半夜增加基础率，成年人夜晚基础率常从凌晨3—4时开始增加，5—6时输出率最大，7时以后逐渐减少，而儿童根据入睡时间不同常需要自入睡前1~2小时即开始增加基础率，在半夜3—4时达到最高峰，这样可有效地抑制生长激素分泌增加引起的夜晚及黎明高血糖。②儿童与青少年因快速生长的需要，每天除了3顿正餐外还需要加餐1~2次，以保证有足够的热量与营养，所以胰岛素的追加量与基础率比例与成人有所不同。③青少年期是"吃""动""睡"最不规律的，常伴有血糖的巨大波动。④处于青春期的少年由于性激素的大量分泌使胰岛素需要量增大，变化加大，血糖波动大，特别是月经初潮后的少女与青年妇女，月经周期常会有血糖的波动，造成胰岛素需要量的较大变化。

为此，对于糖尿病儿童与青少年及他们的父母这一特定人群，让他们在开始胰岛素泵治疗前正确认识胰岛素泵是非常重要的，因为孩子的糖尿病比成人更难控制，要想让孩子正常生长，需要付出更大的努力与耐心才能获得良好的疗效。

21 使用胰岛素泵应具备哪些条件？

①能够经常进行血糖自我监测（每天至少4次）。②要有良好的生活自理能力和控制血糖的主动性。③有一定的文化知识和理解能力，能够听懂培训人员的讲解，在医生指导下学会胰岛素泵的基本操作，如更换电池及贮药器等，出一些小问题能够自己处理。并能够遵照医生的要求，按时就医，同时与医务人员随时保持联系。④要有一定的经济能力，因为胰岛素泵价格比较贵，平均为2万~6万元人民币。

22 使用胰岛素泵时如何进行血糖监测？

在治疗开始阶段应每天监测8次，包括空腹、三餐前、三餐后、睡前和凌晨。如出现不可解释的空腹高血糖或夜间低血糖症状，应监测夜间血糖。达到治疗目标后每日自我监测血糖的次数可适当减少。血糖控制不佳者可通过动态血糖监测（CGMS）更详细地了解血糖波动的情况和指导胰岛素泵治疗方案的调整。

23 胰岛素泵的输注部位如何选择？

首选腹部，因为此区域操作方便，且胰岛素吸收稳定可靠。其次可以依次选择上臂、大腿外侧、后腰和臀部。要注意避开瘢痕、硬结水肿、腹中线、腰带部位、内衣边沿处、妊娠纹和脐周 2～3cm 以内，并不断更换或交替选择输注部位。妊娠中晚期的患者及大量腹水的患者慎选腹部。

24 胰岛素泵的基础率设定的特点是什么？

胰岛素泵可以向糖尿病患者体内持续不断地输入微量胰岛素来模拟生理状态下基础胰岛素分泌，其输注速率称之为胰岛素泵的基础率。胰岛素泵的基础率设定具有以下几个特点。

（1）胰岛素泵可根据患者一天中不同时间段的胰岛素需要量来设置不同时段的基础率。

（2）胰岛素泵可以根据患者每天生活方式的不同设定不同的基础率。例如，许多人在工作日和周末的生活方式有所不同，因此胰岛素基础率的分泌模式亦有所差异，胰岛素泵可以预先设定几种基础率分泌模式，以控制患者不同生活状态下的空腹血糖。

（3）胰岛素泵可以提供不同范围和增量的基础率，这样可以满足更多糖尿病患者的基础胰岛素设定。有些患者需要的基础率较低，而且对微小的基础率调整极为敏感，那种可以进行微量调节的胰岛素泵可以满足此类患者的需要。

25 胰岛素泵起始应用的基础量和餐前大剂量如何设置？

以患者血糖高低的程度为基础，1 型糖尿病患者胰岛素起始剂量一般为每千克体重 0.3～0.5U，而 2 型糖尿病患者起始剂量则为每千克体重 0.5～0.8U。计算出的剂量按 50% 作为基础量，50% 为餐前大剂量。前者可平均分配到 24 小时，也可根据患者白天和夜间血糖的情况来分段设定。餐前大剂量通常按三餐分配，各 1/3，此后根据血糖结果来调整基础和餐前胰岛素剂量。

26 胰岛素泵的基础率可以设定为多少段？设定多少段比较合适？

基础率（BR）的设定最大可以设到 24 段。但临床通常设定 2～4 段。需根据患者的血糖情况来考虑。如凌晨患者出现黎明现象，但午夜血糖又不高时，就需将夜间基础率分为前半夜和后半夜来设定。

27 胰岛素泵的基础率设置中须注意哪些问题?

（1）基础率（BR）的设置与调节应遵循个体化原则。不同的病人，基础率值也有差异。对于血糖偏高而无低血糖的患者，基础率值至少为每日总量的50%；而经常发生低血糖的患者，应该基础率值减少至每日总量的35%以下；对于血糖控制尚可的患者及青少年患者，基础率值应在40%左右。

（2）对于易发生苏木金（Somogyi）现象的患者，即半夜发生低血糖，而在凌晨又发生高血糖。可根据胰岛分泌模式，把基础率值从下午3时开始逐渐加大，下午5—6时的基础率值为较大值，或者从下午8时起逐渐减少基础率值，减晨0—2时的值为全天谷值，3AM后逐渐加大BR值，以上午4—6时为最大输出值。这样就可杜绝苏木金现象的出现。

（3）脆性糖尿病患者的血糖非常容易波动。故较难调整基础率与餐前量。在使用胰岛素泵的过程中，需要保守的思想，先从患者用泵前的最低剂量开始，逐步调整，先使血糖水平保持在比正常稍偏高的水平，应避免低血糖昏迷的发生。在血糖控制较为稳定时，逐步加大基础率及餐时量，而且加大的幅度不要公式化，应从患者本身来决定，诸如体形胖瘦、胰岛素水平、平素的饮食等等。这样方可使脆性糖尿病患者的血糖达到一个较佳的水平。

（4）部分1型糖尿病患者，以酮症酸中毒为首发症状，或者在感染或其他应激因素的影响下，迅速发展成酮症酸中毒。当出现酮症酸中毒时，胰岛素泵基础率的设置应进行调整。开始时基础率0.10U/（kg·h），此浓度的血清胰岛素已能控制酮症，且不致引起低血钾症。治疗过程中应密切监测血糖的变化，以血糖每小时降低3.9～6.1mmol/L为宜，如2小时血糖下降不明显，基础率加倍量。当患者血糖降至13mmol/L时，适当调低基础率，可调至0.05U/（kg·h）；以血糖控制在7～8mmol/L为佳。避免血糖下降得过低。

（5）肝功能严重损害患者，肝糖原的储备严重不足，或者消耗过多，空腹时易出现低血糖现象，故在使用胰岛素泵时，要充分考虑这一方面问题。在调整胰岛素用量时，需调低胰岛素泵的基础率及负荷量，以避免低血糖的发生。对患胰岛β细胞瘤或者胰腺癌等容易出现低血糖的原发病时，也需减少胰岛素的用量。

28 胰岛素泵餐前大剂量有哪几种?

常规餐前大剂量、方波餐前大剂量、双波餐前大剂量。

（1）常规餐前大剂量。是指在进食前给予一段短时间内输注的指定剂量的胰岛素。一般用来校正进食高碳水化合物、低脂、低蛋白质、少纤维素的食物或零食后的高血糖。

（2）方波餐前大剂量。餐前大剂量总量不变，在30分钟到2小时内均匀输注一个餐前大剂量为方波餐前大剂量。一般用于需要更长时间吸收的食物或延迟吸收，如长时间进餐、胃轻瘫等情况。通过延长输注胰岛素时间来适应血糖变化。

（3）双波餐前大剂量。餐前大剂量总量不变，分割成一个常规餐前大剂量和随后的一个方波餐前大剂量为双波餐前大剂量。当摄入同时含有容易消化部分和需要长时间才能吸收的混合食物时，可使用该功能。

29 胰岛素泵的大剂量有几种方式？

胰岛素泵可以在进餐或加餐时通过注射餐前胰岛素来模拟生理情况下进餐后胰岛素的分泌。①餐前注射的胰岛素量称为餐前大剂量；②加餐前注射的胰岛素量称为追加剂量；③如果血糖不达标时可以追加胰岛素量称为校正剂量。餐前大剂量需根据患者每餐摄入的碳水化合物量、餐前血糖碳水化合物系数、胰岛素敏感系数来计算，而校正剂量需根据患者的校正因子和目标血糖来计算。胰岛素泵对于餐前大剂量、追加剂量及校正剂量的估算具有方便、灵活、个性化的特点。

具体有以下几方面的作用：①糖尿病患者只需要给胰岛素泵输入相关数据，胰岛素泵即可计算出所需要注射的餐前大剂量、追加剂量及校正剂量，并予以注射，可以免去过去计算的烦琐过程。②胰岛素泵可以储存大量的信息以便于日常应用。例如，因患者之间的胰岛素敏感性存在差异，不同患者的碳水化合物因子和校正因子均有所不同，即使同一患者的碳水化合物因子亦随进餐时刻的不同有所差异。胰岛素泵可以储存多个碳水化合物因子和校正因子，以适应不同患者不同时间的胰岛素敏感性变化。③胰岛素泵还可以储存各种食品所含的碳水化合物量，患者可从中直接检索并应用，这样可以更快捷地计算出胰岛素注射量，并且减少了人为错误的可能性。④胰岛素泵可以根据预先存储的患者的三餐后目标血糖和睡前目标血糖而调整胰岛素剂量以达到不同时段的血糖目标值。⑤某些胰岛素泵还加入了智能系统，即加餐时在计算追加剂量时胰岛素泵可以先估算前一次胰岛素注射后体内胰岛素的残留剂量，避免出现由于两次注射时间间隔较近而导致的胰岛素堆积现象。例如，一位患者已经注射了晚餐前大剂量，2小时后想进食甜点再注射追加剂量，胰岛素泵可以根据患者已经接受的晚餐前胰岛素和胰岛素作用时间估算出残留的胰岛素，再根据进餐的碳水化合物量计算出追加剂量。这个过程需要患者估算个人特异性的胰岛素作用时间，因为每个人的胰岛素药代动力学是不同的。

30 中效胰岛素、长效胰岛素可否用于胰岛素泵？

胰岛素泵只能配用短效胰岛素和速效胰岛素。中效胰岛素、长效胰岛素和预混胰岛素不能用于胰岛素泵。

31 胰岛素泵治疗可选择的胰岛素有哪几种？

短效胰岛素（R）是最早应用于胰岛素泵中的胰岛素。按照种属来源和分子结构的不同，短效胰岛素可分为猪胰岛素、牛胰岛素以及人胰岛素，其中在胰岛素泵中应用的短效胰岛素通常是人胰岛素。目前在国内可获得的短效人胰岛素包括诺和灵R、优泌林R、甘舒霖R、重和林R等。它们都是通过基因重组技术，利用酵母菌或大肠杆菌生产的生物合成人胰岛素。

速效胰岛素类似物又被称为超短效人胰岛素类似物。自20世纪90年代以来，利用基因工程技术对人胰岛素的氨基酸序列及其结构进行局部修饰，合成了人胰岛素类似物。虽然这些人胰岛素类似物结构和药代动力学特征与人胰岛素不同，但其与胰岛素受体结合的能力相似，可发挥人胰岛素的生物学作用。目前在国内临床上正在应用的速效胰岛素类似物包括赖脯胰岛素（优泌乐）和门冬氨酸胰岛素（诺和锐）。与短效人胰岛素相比，速效胰岛素类似物在皮下注射后具有以下特点：起效快（10～20分钟）；达峰时间早（40分钟）；峰值高，作用持续时间短（3～5小时），因此，它们能够更好地控制餐后高血糖，并有效地减少低血糖风险，同时使患者进餐时间更灵活方便。

32 胰岛素泵与每日多次胰岛素注射相比具有什么优点？

低血糖发生更少，血糖控制更为理想，进餐更灵活。

33 洗澡和游泳时可以佩戴胰岛素泵吗？

洗澡时需暂停胰岛素泵，并通过快速分离器将针头和导管断开。这样可避免水温过高对胰岛素稳定性造成破坏。另在洗澡不是很勤的季节或地区，可选择更换药液或导管时洗澡。尽管胰岛素泵有防水功能，但游泳时建议暂停使用泵。

34 如何选购胰岛素泵？

（1）安全。因为胰岛素泵内输注的是胰岛素，（非操作性）出现无输注或输注过大都会产生严重的后果。无输注时出现血糖增高、酮症、酮症酸中毒等，偶发的输注过大出现的低血糖、昏迷或由低血糖引起的心血管事件。所以要求工作和监测相辅相成，各种报警功能和提醒保护功能稳定执行。即便是操作不当，及时提醒，及时发现，及时纠正。

（2）性能稳定。胰岛素泵是电子设备，无法回避电子设备的弊端。这就需要技术成熟、性能稳定。时常出现这样或那样的小问题（非操作性的），会影响治疗效果。其次是关于胰岛素泵附加功能方面。目前市场上销售的都是开环式胰岛素泵，各大厂家都在开发高端胰岛素泵（即增加附加功能），目的是让患者灵活的、较好的应用胰岛素治疗糖尿病，其操作较复杂。需要患者对胰岛素泵（或计算机）和健康饮食有深入的了解。

（3）价格。价格包括两方面：胰岛素泵本身的价格和消耗品——耗材的价格。胰岛素泵是一次性的投入，耗材是长期的投入。首先是胰岛素泵的投入，要参考各厂家的价格而定，避开某些干扰因素。其次考虑耗材的长期投入，要买得起马也配得起鞍。

（4）服务。胰岛素泵是一个特殊的医疗设备，它需要良好的售后服务。首先是购泵后的培训，让患者熟练地操作胰岛素泵，避免因操作不当而影响治疗，这需要特别专业的技术人员（对胰岛素泵和糖尿病深入了解）。其次是日常使用中出现的问题，能及时地帮助。如患者未掌握的功能需要变动，及时帮助调整。偶发的设备本身问题，应及时地提供备用泵。

35 胰岛素泵必须具备哪些功能？

现在国际上至少有 7～8 种胰岛素泵，但在我国主要有美国、瑞士、韩国、中国制造的 5 种不同的胰岛素泵。选择时，胰岛素泵至少需具备以下基本功能，这样的泵才是安全、可靠的。

（1）基础率的输出量必须非常准确，并能在很短时间内输出微量胰岛素。

（2）必须能很微量地调整（增加或减少）基础率，如每小时增或减 0.1U 胰岛素。

（3）能提供 24 个可变基础率——可选择每小时不同的基础率，这对于儿童、青少年糖尿病患者特别重要。

（4）患者应很容易自己操作去变更基础率，但又不至于因错误操作使基础率出现错误的改变。

（5）具有多种不同的报警功能，能及时发出诸如电池无电、导管阻塞、储药器内无胰岛素、泵的电子部分或机械部分发生故障等报警的声音信号。

（6）泵应具有安全保护功能（提醒保护功能），当它运行了 10～12 小时，而主人始终未给泵任何指令（如未输出进食前的追加量），"提醒保护功能"应启动报警，提醒主人是否忘记了在进食前输入追加量或有无其他意外情况发生,如仍无指令,泵将自动关机。这项功能对那些独居的糖尿病患者非常重要,可以避免严重的致死性低血糖事件发生。

（7）泵应当很容易关闭和停机,在停机无输注时能以报警声响提醒泵的主人"泵目前处于停止状态",需要主人再开启并运行泵。这一功能可以避免因忘记开机而停止向体内输注胰岛素导致的高血糖事件发生。

（8）泵应能记忆、保存并显示所有的胰岛素治疗信息,如当前时间（×年×月×日×时×分）、预设的每小时基础率、当前的基础率、上一餐输出的餐前追加量、已输入体内的胰岛素剂量、当前储药器内还剩余的胰岛素剂量等,以便查询。

（9）泵应坚固,最好能防震、防水。

（10）泵应轻、小,便于及易于佩戴和遮掩。

（11）输出餐前追加量的操作应简便易行,最好能隔着衣裤不必观看即可完成操作。

（12）泵应确保绝对不发生无意中碰撞泵的按键而发生基础率或餐前追加量的意外错误改变。

（13）餐前追加剂量应尽可能以较小剂量的递增或减少（如0.5U/次,儿童有时需要0.1U/次）。这一功能能使泵治疗者可在餐前根据所吃的不同食物的数量,输注非常小量的追加剂量如0.5U或0.1U,这对于食量不大的儿童、青少年糖尿病患者非常必要。

（14）泵应允许关闭所有功能键的声响信号,以确保主人在社交场合中使用泵的私密性,但又不能关闭安全报警声响信号,以确保使用安全。

（15）泵的生产与制造要符合相关权威认证的医疗仪器生产标准,并通过了国际或我国相关行业权威部门的安全检测,获得注册及生产的批准。

36 胰岛素泵的耗材多长时间更换?

胰岛素泵需及时更换耗材（各种品牌胰岛素泵零配件不同,根据情况选择更换）。平均寿命电池1~2个月、螺旋活塞杆1~2年、转换接头1~2个月,如有渗裂应及时更换;如防水塞塞柄断裂应及时更换转换接头并更换新的防水塞;储药器用完即换;输液管应根据使用说明书在规定的时间内使用,通常3天;当储药器内胰岛素用完后应更换新的储药器与新的输液管。

37 胰岛素泵报警的原因有哪些?

常见原因有输注装置或储液管内空气堵塞、输注装置皮下软管曲折、皮下软管堵塞、胰岛素吸收不良、储液管内胰岛素用尽、快速分离器接头松开未拧紧、储液管活塞推动受限等。

38 胰岛素泵在什么温度内正常使用？

因为胰岛素在 0℃时会结冰，在高温时会降解，所以不要将泵置于 45℃以上或 0℃以下使用。建议在天冷外出时要将泵放置在衣服内贴近身体处，天热时，想办法保持泵在较为凉爽的环境下使用。不能在蒸汽或高温高压下消毒泵，否则会损坏泵的内部器件，使泵不能正常工作。

39 胰岛素泵导管出现结晶如何处理？

导管结晶将会影响胰岛素的输注，导致设定剂量不能达到，血糖升高。皮下部位形成的结晶也将会影响胰岛素的吸收同样导致血糖升高。处理的方法是尽快更换导管和注射部位。

40 胰岛素安装在泵的什么部位？胰岛素泵使用的胰岛素是否是专用的？

胰岛素装在一个小注射器内，放入胰岛素泵内的储药槽，每次可装 3ml。胰岛素泵不需专用的胰岛素，只要是短效或速效胰岛素即可，100U/ml。

41 胰岛素泵安放在什么地方最好？

放在衣服内外均可，有贴身腰带可贴身携带，也可像 BP 机一样把它别在腰带上、放在口袋里。孩子可以用漂亮的带子挂在胸前。睡觉时，别在睡衣上或放在枕头下。

42 家长在安置胰岛素泵前应做哪些准备？

首先要检查仪器性能是否完好，电池电量是否充足，各管连接是否正确，输注管是否通畅，以便使药液能准确输入患者体内。

43 糖尿病患儿的家长应了解哪些胰岛素泵的运用知识？

应把握胰岛素泵的降糖原理、操作方法、注意事项和报警的识别及处理。安装储液管和输注装置时，注重储液管上的刻度要显示于泵窗口，以便于观察胰岛素余量；注重检查胰岛素储液管和充注软管内有无气体，如有要及时排出。

44 糖尿病患儿安装胰岛素泵后该如何护理呢？

（1）故障排除。输注装置阻塞为最常见故障，阻塞时可导致胰岛素输注中断，出现短时间内的高血糖。当出现阻塞报警时，嘱患者平卧，仔细检查输注装置是否扭曲或有气泡阻塞，需要时更换输注装置及输注部位。安装泵后要防止管道的过度扭曲、折叠，以减少机器故障的发生，熟悉泵常见警报"**NO DELIVERY**（无法输入）"的原因并熟练把握其处理方法。

（2）严密观察血糖。对初装胰岛素泵的患者，血糖监测每天 7～8 次（用快速血糖仪）；并详细记录，为医师调整胰岛素用量提供可靠数据。要注意低血糖反应。安装胰岛素泵后，病情恢复快，胰岛素日需用量大幅度减少，1 周内低血糖反应较多，应及时监测血糖，同时向医师汇报，迅速纠正低血糖。血糖监测对保证安全用泵极为重要，能及时发现低血糖和高血糖，以便及时做出处理。装泵前 3 天监测血糖每天 8 次，3 天后视血糖控制情况改为每天 4～6 次，为医师调整胰岛素用量提供可靠依据，同时还应注意有无低血糖的发生，尤其是装泵 3～7 天为胰岛素剂量调整期，容易发生低血糖，如果连续出现不明原因的高血糖，则需更换管路，同时检查泵的运行情况。

（3）穿刺部位皮肤的观察。装泵时严格无菌操作，经常观察置管处皮肤有无红肿、感染及过敏反应等，如有感染，应立即拔出，重新安装。长期佩戴泵的患者应每 5～7 天（秋冬季 7～10 天）更换注射部位 1 次。

（4）全面细致观察确保胰岛素泵运转。报警后应检查原因，是否有药，管路是否有气泡、折曲、阻塞，机器是否有电，衔接是否紧密，根据不同的原因给予相应的处理。

（5）携泵管理。泵置于衣服的口袋或挂在身上，也可系在腰带上，保持连接通畅，避免受压或摔地，洗澡时可使用分离器将泵与导管分离脱开，分离时间不超过 1 小时，沐浴完毕应立即连接。病房室温宜在 22～25℃，不宜将泵置于气温高于 45℃或低于-5℃的环境中，以免影响治疗效果。

（6）输注管路的护理。糖尿病患者由于血糖高，皮肤易发生感染，应更换输注装置及输注部位，经常检查穿刺部位有无红肿、硬结、疼痛，如有应立即拔出，对穿刺点进行消毒。

45 如果孩子血糖忽高忽低，佩戴胰岛素泵管用吗？

绝对管用！血糖忽高忽低就是由于体内的胰岛素"忽多忽少"所致。胰岛素泵能恰到好处地输入胰岛素，以适应患儿的需要，使血糖保持在一个平衡的范围，这是其他方法无法实现的。

46 出现低血糖时孩子无任何反应，是否可以佩戴泵？

一样可以！严重低血糖可以导致生命危险，佩戴泵可以减少严重的低血糖发生，提高对血糖变化的敏感性。

47 胰岛素泵治疗是否意味着必须每天24小时佩戴着泵？

有时可以暂时不佩戴胰岛素泵，也就是说可以间断佩戴泵。

48 家长和孩子能使用好胰岛素泵吗？

胰岛素泵虽然是高科技产品，但操作却十分简单。掌握好胰岛素泵的使用只需花费一些时间即可。当您的孩子第一次使用胰岛素泵时，医生可能会让孩子住几天院，用泵调好孩子的血糖同时，您和孩子还要学习，以充分掌握胰岛素泵的使用方法，自行完成胰岛素剂量的控制。

49 糖尿病患者做X线、CT或磁共振检查时是否可以佩戴泵？

不可以！应该从身上取下泵或通过快速分离器将泵分开。

50 使用胰岛素泵出现意外高血糖如何处理？

出现意外高血糖，需排除以下情况：①胰岛素泵关机后未开机或停机状态未恢复；报警未解除；泵本身故障。②电池电力不足或电池失效。③输注系统更新输液管时未排气，导致无胰岛素输注；输液管裂缝或连接松动，导致胰岛素溢漏。④储药器内胰岛素已用完；气泡阻塞储药器出口；储药器前端破裂，胰岛素漏出，未能经输入导管进入人体；⑤输液管前端皮下胰岛素输注装置脱出，胰岛素未输入人体；输液管皮下胰岛素输注装置与输液管连接处松动或破裂造成胰岛素漏出。⑥埋置部位感染、硬结、瘢痕，处在腰带及腰带摩擦处，胰岛素未能被有效吸收。⑦胰岛素结晶堵塞输液管或胰岛素失效。

51 佩戴泵治疗出现高血糖应该补充胰岛素吗？

如果孩子的血糖升高，首先应确定泵及输入装置是否工作正常，先看泵是否报警，若报警按报警原因处理，如未报警，改变输注部位，通过计算一个大剂量来降低临时的高血糖，输注临时大剂量后1小时复查血糖情况。如果孩子的血糖水平继续升高或维持原状，请及时到医院就诊。

52 佩戴泵治疗出现低血糖怎么办？

低血糖处理与注射胰岛素治疗时出现低血糖的处理方法相同。

如考虑低血糖是由于胰岛素用量过大所致，则需调整胰岛素用量。空腹低血糖，降低基础输注率；中晚餐前低血糖，降低餐前基础输注率或减少前一餐的餐前大剂量；三餐后低血糖，减少餐前大剂量；夜间低血糖，调整低血糖时段的基础输注率或减少晚餐前大剂量。低血糖时加测血糖，进食糖块或喝一些果汁，但注意避免进食过量。应在医生的指导下，摸索着进食合适的糖量以使血糖升高。必要时可以暂停用胰岛素直到血糖接近正常水平。在重新开始前，无需再进行泵的设置。发生低血糖后增加近期血糖监测次数，注意无感知低血糖，尤其是夜间低血糖，必要时使用动态血糖监测了解血糖的波动情况。

其次，要监测泵是否正常工作，设定程序是否正确：时间、基础输注率、餐前大剂量、每日总量；检查状态屏、储药器：如储药器内的胰岛素少于状态屏的显示量，可能为胰岛素泵输注胰岛素过量。

53 胰岛素泵突然坏了怎么办？

打电话让厂家提供备用泵。但若胰岛素泵从非正规途径购入，则不能得到及时、良好的售后服务。

54 胰岛素泵管道堵了怎么办？

泵的设计足以应付日常生活的各种误操作，当管道堵塞时，会有报警提示，只需要立即更换管道就行。

55 如果按错了胰岛素泵按钮，多打了胰岛素怎么办？

泵有最大量限制，一般情况下不会多打很多，并且每次输注前都会有近期输注时间及剂量提示。如多余的胰岛素已打入体内，须立即补充糖，并监测血糖，必要时要到医院处理。

56 什么是胰岛素泵未来的发展目标？

胰岛素泵未来的发展目标，是将胰岛素泵与动态血糖监测系统整合成闭环系统，实时根据患者血糖变化自动调整胰岛素输注，成为真正意义上的人工胰腺，彻底解决糖尿病患者的痛苦。

57 胰岛素泵的应用目前存在哪些问题？

胰岛素泵给患者带来了更便捷的给药途径，弥补了传统疗法的一些不足，提高了患者的生活质量，但仍存在一些值得关注的问题。

（1）血糖控制不稳定。使用胰岛素泵后血糖控制仍不理想。低血糖和高血糖均可发生，其原因有饮食不当、胰岛素泵参数设置不当或未及时调整、患者操作不熟练或者对于糖尿病知识缺乏和胰岛素泵操作技能不完善等。需要通过使用前的糖尿病基本知识教育和胰岛素泵使用培训，以及整个病程中的随访和指导加以解决。

（2）注射部位皮肤病变。胰岛素泵需要持续输注胰岛素，注射针头长期置于患者皮下，可能产生局部过敏和感染等，长期注射部位可能产生红肿和硬块，患者感到不适的同时也会影响胰岛素输注和皮下吸收，在使用过程中要正规操作和定期更换注射部位。

（3）胰岛素泵的综合管理。在使用过程中，管道内的气泡、胰岛素药液沉淀堵塞管路、管道老化漏液等都会导致输注剂量变化，引起血糖上升。此与胰岛素泵和胰岛素制剂的种类有关，也要通过培训使患者在操作和观察的技能方面有预防和解决方案。

（4）胰岛素泵的治疗成本。胰岛素泵的购买和使用价格依然昂贵，对于糖尿病患者的广泛应用造成了一定障碍，特别是一些亟须使用胰岛素泵优化治疗的患者，限制了其长期使用。一方面要权衡胰岛素泵治疗的成本和慢性并发症长期控制的收益之间的关系。另一方面要通过整个胰岛素泵产业的发展，降低使用成本，使更多的患者获益，同时优化产品结构，根据不同使用要求开发和生产适用于不同人群的产品，这样才能使胰岛素泵强化治疗得到推广。

（5）对于婴幼儿，由于饮食习惯的可变度大，不能严格固定进餐时间和进餐量，胰岛素泵偶尔也可以在餐后根据婴幼儿进餐情况使用，并灵活调整胰岛素用量，这使得胰岛的量更加准确和可行，可以相应减少低血糖发生的危险。但多数婴幼儿用胰岛素泵治疗时间较短，而不是长期使用。原因是在实际操作中发现小婴儿皮下脂肪薄，易堵塞输注管或易发生脱管，导致频繁更换管路，费用较高。

三、
糖尿病患者
营养管理

1 糖尿病患者的营养管理很重要吗？

营养管理是糖尿病治疗和教育的核心。成功的摄食、胰岛素水平、能量消耗之间的平衡是良好血糖控制的基本前提。

2 对儿童的营养建议有什么特殊要求？

营养建议必须与文化、民族、家庭传统相适应并符合儿童的个体需要。要重视儿童心理因素、食欲和口味。现行的对年轻糖尿病人的饮食建议基本也适合于一般大众，因此全家适用。有些建议不仅仅可以改善血糖控制，还与减少心血管病危险相关。

3 糖尿病患者营养管理的目的是什么？

为良好的生长发育和体魄健康提供充足和恰当的能量摄入和营养成分。鼓励终生保持健康饮食习惯，从而保持社会、文化和心理健康。努力获得和维持尽可能好的血糖控制。努力获得和维持理想体重，包括强调定期进行体格锻炼。防治糖尿病急性并发症如低血糖、高血糖危象，处理疾病与运动锻炼相关问题。帮助预防微血管和大血管并发症。

4 对糖尿病患者的营养支持有什么要求?

①一旦确诊糖尿病，父母和儿童应该及早从有糖尿病专业经验的儿科营养专家那儿获得营养建议，并与医生建立支持性联系，以提高控制血糖的安全性。②应该在第一次会面时学习简单的营养建议，随后几个星期继续学习详细的教育内容。③营养支持会根据每个孩子的不同而个体化，与孩子的年龄段和成熟程度相适应，家长还应帮助孩子积极地参与糖尿病知识学习。④其他照顾糖尿病儿童的人员也应该知晓糖尿病医师的处理建议，如家庭、学校教师和保育员。⑤家长应该在接受了多种资格训练的内分泌医师及其儿童糖尿病治疗队伍的指导下学习。糖尿病治疗队伍包括糖尿病护士、营养师等。⑥如果不同的医生或医生与护士之间给予的建议不一致，应该提出来并弄清楚。

5 能量平衡在糖尿病控制中有何意义?

人体的能量摄入因食物不同而不同，并根据年龄、食欲、生长速度、青春期、能量消耗和环境影响的不同而不同。当食物摄入能量过量，超过身体所需时可引起肥胖，伴有糖尿病时，会增加心血管疾病的危险。刚诊断糖尿病时由于补充原来分解代谢的体重丢失，食欲较好、能量摄入较高，但当复原后应该减少能量摄入。青春期时能量摄入和营养需要增加，胰岛素剂量也随之增加。

6 给糖尿病患者提供营养建议时应该先了解什么?

应该先采集患者的营养史，包括发病以前的家庭饮食习惯、传统信仰；孩子通常食欲如何，摄食习惯、能量和碳水化合物比例和进食时间；孩子每日活动的时间表包括幼儿园、学校、大学、工作单位的活动和锻炼。这些是医生提供营养建议的基础。患儿及家长必须持续不断地接受糖尿病教育，并敦促糖尿病患者养成健康的生活方式。

7 糖尿病患儿每天的营养安排遵循的原则是什么?

小于5岁儿童需要较高能量的饮食；大于5岁应该鼓励成人饮食。营养安排应遵循的原则：①食物能量分布和碳水化合物摄入应与胰岛素作用方式和锻炼相平衡（胰岛素剂量的调节因进食食物种类的不同而不同）。②总能量应既保证正常生长又避免肥胖。③每日总能量摄入应分配为碳水化合物>50%、脂肪30%~35%、蛋白10%~15%。④每日最好进食5种以上的水果和蔬菜。

8 糖尿病患者不能吃什么?

原则上糖尿病患者所有食物都能吃,没有吃过的美味都能尝试,但不能多吃、不能随意吃、不能随时吃。例如过年一天吃一块糖、生日吃一小块蛋糕,同时将餐时的饭稍微减一点,测血糖在正常范围,都是可以的。但要注意,迅速升血糖的食物,还是要严格控制。有饮食变化或生活变化(如过年过节时)时应该更加密切地监测和关注血糖。家长也不要一忙,就把糖尿病的孩子抛在脑后,发生低血糖或酮症酸中毒再检讨就晚了。

9 什么是碳水化合物、蛋白质和脂肪?

碳水化合物是指在身体内最后分解为葡萄糖和水的食物,包括所有米和面做的食品、糖、红薯等。蛋白质是指各种动物的瘦肉、鸡蛋、牛奶、豆制品等。脂肪是指油类,包括肥肉、炒菜用的植物油等。

10 什么是食物金字塔?它是怎样分层的?

根据身体的需要、消化吸收的特点和食物对身体近期及远期的影响,医学专家提出了食物金字塔。分为4层,塔底是碳水化合物,占总能量的50%,包括米饭、面条、包子、馒头、麦片、土豆等,每日可少量多次地摄入4~8次。其上一层是水果和蔬菜,每日可摄入5次,提供可溶性食物纤维。第三层是蛋白质食品,占10%~15%,包括牛奶、瘦肉、鱼、蛋、干子、豆腐等,每日摄入2~3次。而塔顶是宜偶尔使用的食物,包括脂肪、油、甜食、糕点等。

11 不同食物中碳水化合物升血糖的速度都一样吗?

碳水化合物是直接升血糖的,摄入后半小时血糖就会开始升高。但不同食物中的碳水化合物升血糖的速度也有差别,例如蔗糖＞面条＞糙米饭＞玉米,所以鼓励多摄入非精制的多种高纤维的碳水化合物。

12 糖尿病患儿如何调节食物中的碳水化合物?

世界上不同地区摄入碳水化合物占总能量的百分比有巨大差异,但是各国都主张不严格限制碳水化合物的摄入。在某些国家碳水化合物的摄入占总能量的60%~70%,也能很好地控制血糖。特别推荐包含多种不同来源的碳水化合物的食物,如全谷类、土豆、大米或锅饼。并竭诚推荐含可溶性纤维的碳水化合物。胰岛素剂量和作用方式需要与预期摄入的碳水化合物相平衡。当增加锻炼运动时,需要额外补充碳水化合物以平衡能量,以防止低血糖发生。

13 糖尿病患儿可以摄入蔗糖吗？

蔗糖即我们平常说的白糖，是甜食的甜味的来源。糖尿病患儿可以摄入蔗糖，但最多不能超过总能量的 10%，可以混在其他食物中摄入，这样就不容易引起高血糖。在低血糖和锻炼时可适量摄入，以治疗和预防低血糖。但总的说来，糖尿病患儿平常应该养成拒绝含蔗糖的食品的习惯。

14 摄入食物纤维很重要吗？

纤维的摄入十分重要。可溶性纤维主要存在于蔬菜、豆类、燕麦和水果中，可减慢碳水化合物的吸收速度、改善脂类代谢并促进肠道蠕动和肠功能，所以非常有利于身体健康。

15 糖尿病患儿能食用果糖吗？

果糖是水果中主要糖分，它虽不像葡萄糖和蔗糖一样迅速升高血糖，但毕竟也是一种单糖，也提供热量，摄入过多也会影响糖尿病患儿的血糖，同时还会增加血甘油三酯水平，因此要适当限制。

16 蛋白质和脂肪影响血糖吗？

蛋白质和脂肪在人体胃肠道的消化和吸收所花的时间比碳水化合物长，而且他们首先分解为氨基酸、脂肪酸等，而不是葡萄糖。氨基酸可以通过糖异生作用生成葡萄糖，脂肪酸可以氧化供能节省葡萄糖的消耗，因此都可以间接升糖，只不过速度要比碳水化合物慢些。

17 不同的脂肪之间有差别吗？

脂肪是人体三大供能物质之一，能量密度最大，是合成人体多种激素的前体，也是细胞膜的重要组成成分，对身体很重要，主要包括胆固醇和脂肪酸。胆固醇过高是心血管并发症的危险因素，需要限制，每日摄入量不要超过 300mg。脂肪酸又分饱和脂肪酸、单不饱和脂肪酸、多不饱和脂肪酸，其中饱和脂肪酸也与心血管并发症相关，但单不饱和脂肪酸对控制血脂水平有利，并可防止心血管疾病的发生，故推荐首选单不饱和脂肪酸作为食物主要脂肪来源。

18 糖尿病患儿蛋白质的摄入有什么讲究？

蛋白质是身体氮的来源。儿童期需要量逐渐下降，婴儿早期约每天每千克体重 2g，

10岁每天每千克体重1g，青春晚期则只需每天每千克体重0.8~0.9g。植物蛋白如青豆、豆荚和扁豆等含低饱和脂肪酸、高纤维和碳水化合物，应该多食用。若出现糖尿病并发症，如持续蛋白尿、高血压或肾病发生时，过多的蛋白质可能有害，摄入量应该控制在低限。

19 糖尿病患儿每天要摄入多少热量？

食物的热量要适合患儿的年龄、生长发育和日常活动的需要。每日总热量需要量（cal）= 1 000 +（年龄×80~100），对年幼儿宜稍偏高。还要考虑体重、食欲及运动量。全日热量分配为早餐 1/5，中餐和晚餐分别为 2/5，每餐中留出少量（5%）作为餐间点心。一般在第一次诊断糖尿病住院时营养师会根据孩子的情况给出食谱。但日常生活要每日计算食物成分还是很难执行的。

20 糖尿病患儿如何进行计划饮食和回顾评价？

营养师会根据不同患儿的情况、生活习惯和胰岛素作用方式提供方案，包含吃什么以及进食主餐和茶点（特别是摄入碳水化合物）的时间表。特别应该在茶点的能量分配上给予注意，鼓励选择低脂碳水化合物。饮食计划需要整个家庭共同参与，在健康饮食的基础之上做适当的调整，否则是不可能成功实现的。建议在诊断糖尿病后的 1 个月，对最初拟定的饮食计划再由儿科营养专家重新评价；之后最少应每半年重新评价一次，以适应孩子的身高、体重、糖尿病治疗、生活方式的改变、并与不同发育阶段相适应。另外要明确饮食计划是否存在问题，如体重丢失、肥胖和饮食不当等相关疾病。

21 如何在日常生活中执行饮食计划？

糖尿病患儿的饮食应该是定时、定量、定食物成分的。饮食管理是进行饮食计划而不是限制饮食。日常生活要每日计算食物成分十分困难，简单一点的办法是，父母首先回忆患儿患糖尿病之前的饮食习惯和分量，以从前的"饭量"做基础，与目前患儿的食欲相比较，以血糖为依据，饮食量以餐前半小时到 1 小时开始有轻微饥饿感为宜。中餐和晚餐最好给孩子一个单独的碗，足够大，菜和饭放在一起，成分为1/3的饭、1/3的青菜、1/3 的蛋白质。根据孩子的饥饿感和血糖再来调节量的多少。早餐注意要碳水化合物和蛋白质搭配，有的家长早餐只给孩子吃一碗热干面，量过多，血糖马上升到20mmol/L以上，很不科学。糖尿病孩子应该每 3 个月到医院测量身体指标，监测身高体重的增长，亦可反馈饮食是否得当。

22 糖尿病患者需额外补充维生素、矿物质和抗氧化物吗？

对于糖尿病患者除非营养评价明显缺乏维生素、矿物质和微量元素，否则并不主张额外补充。适量的维生素对防止心血管疾病有益。许多新鲜水果蔬菜富含天然抗氧化物如维生素 E、胡萝卜素、维生素 C 和酮醇-黄酮类，应该向糖尿病青少年推荐。

23 糖尿病食物如何使用食盐？

食盐中的主要成分为氯化钠，氯化钠被加在许多半成品食品或快餐食品中；成人氯化钠推荐量为低于 6g/d，尚无儿童标准，实际上许多国家的食盐量超过推荐标准，我国也不例外。

24 酒精在糖尿病饮食中有何影响？

酒精有害于儿童，而且在许多文化背景下，酒精是禁止的；过量酒精摄入可导致低血糖发作时间延长。如一定要饮酒，在饮酒前、中、后均应食用碳水化合物，以防止低血糖的发生，特别要注意防止夜间发生低血糖。

25 糖尿病患者需要食用特别标记的"糖尿病食物"吗？

糖尿病患者不推荐使用也不需要食用特别标记的"糖尿病食物"。因为其价格昂贵、碳水化合物过多、脂肪含量高，也许还包含有副作用的甜味品。食用普通的低糖或无糖产品可能更好。

26 糖尿病患者可食用甜味添加剂吗？

食品中的甜味添加剂，如糊精或糖精等，加在商业性食品中，可增加食物的甜度和改善口感。但它们都有能量并影响血糖水平，也可能有副作用，所以不建议将其作为日用甜味剂使用。

27 糖尿病患者可食用人工合成的强力甜味剂吗？

糖精、天冬氨酰苯胺酸甲酯、醋磺酰胺-K、环己烷氨基磺酸盐、硅酸酯和蔗糖类物质，已被用于低糖或无糖食品中，以改善食物的甜度和口感。在某些国家已经确定了可接受的每日摄入量，不要过多摄入。

28 婴幼儿糖尿病如何计划饮食？

婴儿时期应鼓励母乳喂养；根据胰岛素治疗方案，采用少量多餐是有益于促进血糖的控制的；婴幼儿糖尿病儿的家庭成员应共同参与饮食计划，可以促进改善家庭内部合作，鼓励改变食物的味、色、口感，使其多样化。在患儿发生拒食时，需要灵活替换食物促进患儿进食，并视情况调整胰岛素给药计划，条件允许下，可考虑胰岛素泵给药。

29 学龄儿童糖尿病饮食应注意什么？

学龄儿童的饮食需要注意的是防止低血糖的发生，患儿及家长应该为临时的或有计划的体育运动制定饮食方案；为满足患儿正常的生长发育，6～12 岁的孩子需要摄入双倍的能量，同时在学校的活动、休假或旅行前应该向医生咨询注意事项和饮食计划。

30 青少年糖尿病饮食应注意什么？

青少年患者监测体重非常重要，可及早发现体重丢失或体重增加，体重增加过多可能与试图获得更好的血糖控制而增加胰岛素剂量，同时又增加了食物摄取与胰岛素匹配有关。认真评价胰岛素剂量，能量出入平衡有助于解决这一难题。当患者生长不良时可能是能量摄入不足、胰岛素治疗不当、遗漏胰岛素注射和/或血糖控制不良的一个信号；当患者体重丢失和饮食异常时需要引起足够的重视，若出现逆反、狂闹和古怪的饮食行为，需要寻求心理精神专家的支持和帮助。

31 聚会、节日及特殊情况时糖尿病患儿应注意什么？

糖尿病患儿参加聚会、节日及特殊情况时父母应给予其他看护者饮食参考和提供低糖饮料；朋友和其他看护者应该知道如何识别和处理低血糖；并建议额外给予短效或速效胰岛素来防止和治疗高血糖症。假如体育锻炼多且进行了胰岛素调节，偶尔进食含糖食物不会激发高血糖症。如在回教斋戒时糖尿病儿童则需要特殊安排。

四、
糖尿病患者
日常生活

1 糖尿病患儿患小病如感冒时血糖会有什么变化？

糖尿病患儿和其他孩子一样会患咳嗽、感冒等疾病。虽然他们会很快复原，但生病会让血糖波动，影响糖尿病的控制。呕吐和/或腹泻会使身体丢失有用的矿物质和盐，由于不能摄入足够的食物，食物转变的血糖量下降，但发热、感染、压力和其他疾病引起应激激素的分泌将导致血糖升高甚至糖尿病酮症酸中毒（DKA）。所以每个孩子生病时血糖波动加大，与平常不同。如果糖尿病控制得好，感染很容易治疗，疾病将以正常的速度恢复。

2 糖尿病患儿患小病如感冒时应该上医院吗？

如果孩子生病如普通感冒，不要惊慌，让孩子充分休息，坚持规律进餐，注意监测血糖，并密切观察病情变化。病程短，症状较轻，精神、食欲状况良好，血糖波动相对可控者，不一定要上医院。若精神、食欲不好，或血糖波动大难以调整者（如频繁低血糖或持续高血糖数小时者）请及时到内分泌专科就诊，必要时需要住院治疗。如果是非内分泌专科医生接诊的话，请一定首先告诉医生：孩子是 1 型糖尿病患者。

3 糖尿病患儿生病时应该如何监测血糖？

增加血糖检测的次数。生病时每 2~4 小时检测 1 次是必要的。这是发现问题的途径，可以告知医护人员血糖水平并得到他们的建议。当血糖超过 240mg（13mmol/L）时检测尿酮体。如果阳性，有必要每 4 小时检测 1 次，直到尿酮体消失为阴性。酮体阳性是糖尿病失去控制的标志。

4 糖尿病患儿生病时如何继续胰岛素治疗？

生病时即使不能吃很多食物，也一定不要停止注射胰岛素。生病或感染会使血糖升高，对胰岛素的需要也可能提高。如果血糖高、尿酮体阳性，就可能需要另外增加胰岛素。除了通常使用的胰岛素外，增加的胰岛素一般用短效或速效胰岛素。如果进食太少，血糖低，可能要减少胰岛素的剂量。可以询问医生，应该用多少胰岛素。要在糖尿病记录本上，详细记下尿酮体、血糖的检测结果及注射的胰岛素剂量。

5 糖尿病患儿生病时如何调整饮食和营养？

1 型糖尿病患儿生病时，一方面可能会出现食欲缺乏食量下降，甚至会有呕吐、腹泻等情况，另一方面，体内能量消耗也会增加，从而影响正常的饮食计划，血糖也会波动较大。这时仍要鼓励进食，保证热卡供应，同时注意水盐电解质补充，也不能完全停用胰岛素，以免诱发严重代谢紊乱，甚至酮症酸中毒。可以选择患儿平时喜爱的容易消化吸收的食物，甚至是流质或半流质饮食。如果实在是进食太少，或呕吐、腹泻较重时，可以选择肠外营养补充支持，以维持血糖稳定和代谢平衡。

6 糖尿病患儿生病时可以喝含糖液体吗？

可以喝少量到中等量的含糖液体。轮流喝含糖的和不含糖的液体，以摄取足够的水分，但含糖的液体不能喝太多。例如，这次喝常规苏打汽水，下次就喝清汤。继续这样摄取液体直到可以吃正常饮食。

7 糖尿病患儿生病时可以正常活动吗？

生病时需要休息、保暖、少活动。家长或能照顾糖尿病孩子的亲人应该和生病的孩子一起待在家里。如果有感染或觉得不舒服就不要上学。

8 糖尿病患儿生病时什么情况应该到医院看病？

孩子的病情往往比大人发展要快，所以不要耽误治疗。如果有以下情况，应该立即到医院就诊：呕吐、严重的腹泻持续 24 小时以上，轻度腹泻持续 48 小时以上；发热达到或超过 38.5℃ 并伴有流感症状；在感染或生病好了以后，血糖 4 个常规检测周期后还持续在 13mmol/L（240mg）以上；如果尿酮体阳性或大量酮体超过 4 小时；如果家长或孩子不知如何处理或另外加多少胰岛素，就应该到医院看病，寻求医护人员的帮助。

9 得了 1 型糖尿病的孩子能上学吗？

病情控制后，糖尿病患儿和健康儿一样，可以上学，可以参加适当的体育活动（如跑步、打球等）。运动有利于血糖的控制。患儿应随身携带方糖及自制的糖尿病标示小卡片。

10 糖尿病给患者带来的心理影响有哪些？

尽管每个个体对诊断糖尿病的反应程度不同，但是几种常见的心理反应是愤怒、内疚、恐惧、混乱、拒绝。

年轻的、有活力的糖尿病患者经常有愤怒的感觉，并且感到被剥夺了生活的权利与自由，因为患病而责备他们的父母，而父母常常对患病的孩子感到内疚。

责任心很大的患者常常心怀恐惧，比如必须负担家庭生计的父亲，或者必须照顾全家的母亲，他们惧怕患有糖尿病后，会影响家庭和孩子的生活。

诊断为糖尿病的初期，患者往往不能接受，但是，过长时间的拒绝有可能阻止了适当的自我监护，引起患者忽视一些预警指征，并且有可能导致延误就诊。所以医护人员、亲属应该鼓励患者保持积极的生活态度，学习妥善处理变化了的健康状态。

11 每个年龄段孩子的心理特征是怎样的？

家长为什么需要了解孩子的心理特征呢？因为只有了解了孩子的心理才能更好地与孩子相处。

2~4 岁年龄期为第一反抗期，儿童的独立性和自信心成长，内心活泼，喜爱冒险，喜爱任何刺激事物，感觉做了坏事，天也不会塌下来。

5~6 岁年龄期：5 岁孩子开朗而愉悦，变得懂事了、讲理了、有节制了，喜欢既定的规则和限制；6 岁孩子个性开始极端化，在很乖和很叛逆两个极端游走，有时瞬间讨厌刚刚还满心欢喜的事情，喜欢争强好胜，难以忍受失败，处于很容易受到伤害的敏感期。

7～8岁年龄期：动作、语言、认知能力得到迅速发展，但思维还有很大依赖性和模仿性，独立思考能力很差，注意力容易被一些不相关的事情所吸引。

12～15岁年龄期：为成长中第二反抗期，孩子觉得自己已经长大，自我意识增强，不愿意别人干涉自己的事情，表现为性情急躁，不听话。

16～18岁年龄期：可以把孩子当成年人对待，尽量尊重孩子意愿，部分事情可交于孩子独立处理，鼓励孩子承担相应责任，同时品尝收获的感觉！

12 心理护理在家长护理糖尿病孩子中的重要作用？

在护理糖尿病孩子的全过程中，心理护理是至关重要的一环。因为儿童糖尿病需要终身接受治疗，慢性疾病使孩子出现心理问题的概率很高。孩子多半很小不懂事，家长的责任重，承担的压力也很大。诊断为糖尿病的第一年和青少年时期罹患糖尿病是心理社会问题的高危时期。12～16岁1型糖尿病患者是行为问题的高危人群，无论男孩还是女孩，焦虑及抑郁均高于健康人群。有效的心理护理可以缓解孩子各种不良情绪，增加配合治疗的依从性，可以有效地管控血糖水平；有效的心理护理及情感支持可以通过迷走神经、视神经、听神经等感觉神经改善中枢神经递质，起到增强免疫力，降低血糖，改善微循环的效果。

13 家长应如何应对孩子罹患糖尿病？

当孩子罹患糖尿病，对每个家庭来说，无疑都是天塌下来一样。虽然如此，家长们还是该积极面对它，疾病已然存在，除了共处也没有别的办法。儿童糖尿病虽病程长，但并不是不可控制，它是可以通过调整饮食习惯、监测血糖、胰岛素治疗及接受糖尿病教育等方法使血糖水平稳定，正常的生活，孩子是可以活到老的。家长们应该尽快调整心态，走出阴霾，和孩子一起勇敢积极面对现实。糖尿病专科医生和糖尿病专科护士会竭尽所能地给予帮助，指导如何正确管控血糖，预防并发症的发生。家长们要充分相信糖尿病专科医生和护士，树立战胜疾病的勇气和信心，同时积极学习糖尿病相关知识，持之以恒地坚持管理血糖，把血糖控制在目标范围内。

14 孩子心理问题会出现在哪些方面？

糖尿病孩子心理问题主要表现为恐惧、自闭、话少、脾气变得暴躁，甚至抑郁等。具体情况有：①害怕注射胰岛素，大一点的孩子可能会偷偷停止注射胰岛素或丢弃胰岛素。②害怕测血糖，编造完美的血糖值给家长和医生看。③担心同学和朋友的歧视，性格渐渐变得不开朗，不说话，沉闷。④担心学习受影响，身体不舒服也不及时告知家长和医生。⑤担心家长们负担不起医疗费用，不愿意接受正规治疗。⑥担心因为自己的疾病导致父母关系紧张，从而孩子变得焦虑。出现以上行为，家长们一定要警惕，给孩子更多的关爱。

15 家长如何处理与孩子间的矛盾？

如果家长与孩子发生矛盾，家长们一定注意要控制好情绪，一定不能动手打孩子。如果矛盾发生在外面时，切记要照顾孩子的颜面，可以给他一个警告的眼神，回家后再积极解决问题。如果矛盾发生在家里，首先应缓和气氛，耐心询问孩子"为什么这样做"等，询问原因，不要盲目指责，如果是家长有错在先，一定要给孩子道歉，承认自己的错误，耐心倾听后再给予孩子正确引导。

16 如何教孩子应对外界特别是学校里异样的眼光？

孩子患病后，首先家长一定不要把负面情绪带给孩子，家长应快速接受孩子接受患病事实，正面应对生病后的各种问题。家长要告诉孩子，即使你没有得病，生活里也会有各种异样的眼光！何况任何人都会生病，生病不是孩子的错。家长应和孩子一起学习疾病相关知识，学会和疾病做"朋友"，战略上藐视它，战术上重视它，学会运用糖尿病专科医生和护士教你的知识管理血糖，积极面对生活。要学会接受生活中的异样目光，生活中的特别是学校里的异样眼光会随着你自己对它的忽略而消失殆尽，用行动证明你是最棒的！

17 如何维持家庭气氛正常？

所有家长都肯定非常非常爱自己的孩子。对于糖尿病孩子而言，家庭氛围的和谐尤为重要，家长应时刻让孩子感受到爱。所以，家长尽量保持情绪稳定，不要阴郁或者雷暴，建议家长做到以下几点。

细致观察，耐心倾听。不离不弃，亲密游戏。

积极认可，勤于鼓励。询问原因，放弃评判。

规则清晰，奖罚明确。言传身教，方向明了。

分清责任，各自承担。困难面前，齐心协力。

18 运动类型有哪些？

运动主要分为有氧运动和无氧运动。

19 什么是有氧运动和无氧运动？

有氧运动是指人体在氧气充分供应的情况下进行的体育锻炼。即在运动过程中，人体吸入的氧气与需求相等，达到生理上的平衡状态。特点是强度低、有节奏，持续时间较长（约30分钟或以上），中等或中上强度的运动（最大心率值的60%~80%），比如快走、慢跑、长距离慢速游泳、慢骑自行车等锻炼，氧气能充分燃烧（氧化）体内的糖分，可以消耗体内脂肪，增强和改善心肺功能，调节心理和精神状态，是健身的主要运动方式。

无氧运动是指人体肌肉在无氧供能代谢状态下进行的运动，大部分是负荷强度高、瞬间性强的运动，很难持续长时间，疲劳消除的时间也慢，又称为力量运动、抗阻运动、循环阻力运动。当人们在做剧烈运动时，比如100m跑，10余秒钟就已经跑过了终点，而起跑时吸的那口氧气，却根本还来不及到达细胞当中去参加"燃烧"的活动。也就是说，氧气还没有起作用，而运动就已经结束了。100m短跑、200m短跑、100m游泳，举重等都是无氧运动。

20 糖尿病患儿可以进行运动或锻炼吗？

糖尿病患儿可以进行运动或锻炼，但一定要注意在锻炼前检测血酮是否升高，还要考虑孩子近期有没有发生过低血糖、锻炼时能不能有效监测血糖、锻炼时能否补充碳水化合物。在监护人或照顾者无法在场的情况下，鼓励患儿随身携带糖尿病ID卡片或手机等联络工具，并告诉孩子需要紧急求助时，可以用以上联络工具求救。

21 运动对血糖影响的机制是怎样的？

运动时，骨骼肌需要更多的葡萄糖提供能量。①非糖尿病患者对运动的反应：大多数运动情况下，身体通过内分泌系统的调节作用，减少胰岛素分泌，葡萄糖反调节激素（如生长激素、皮质醇等）增多，肝脏生成葡萄糖增多，保持血糖水平的稳定。骨骼肌分布有丰富的葡萄糖转运蛋白4（GLU-4）。运动可以让GLU-4移位至细胞表面，打开细胞膜上葡萄糖进入细胞的"大门"，增加肌肉对非胰岛素依赖的葡萄糖摄取。因此，运动中即使胰岛素水平低葡萄糖的摄取是增加的，从而降低血糖，GLU-4的这种作用在运动恢复期依然显著；②1型糖尿病患者对运动的反应：由于内分泌系统的调节作用受损，运动中或运动后会很快发生低血糖或高血糖。剧烈运动时，肌肉需要摄取更多葡萄糖提供能量，儿茶酚胺和其他反调节激素分泌增多，血循环中的乳酸盐也升高，肝脏糖原分解生成葡萄糖增多，此时即使没有糖尿病的孩子都会发生血糖暂时性升高，1型糖尿病患者如果体内活性胰岛素水平较低，血糖升高的效应就会延长。但是如果血液胰岛素水平较高，超过肝糖原分解速度，则很容易出现低血糖。

22 不同运动对1型糖尿病患者血糖水平影响如何？

运动或锻炼对1型糖尿病患者血糖的影响因人而异，总的来讲，血胰岛素水平较高时，任何方式的运动都可能引起血糖骤降，血胰岛素水平较低时，有的人血糖升高，有的人血糖降低，需要患儿和家长在运动前、运动中及运动后监测血糖变化，发现不同运动对孩子血糖影响的规律。①中等强度有氧运动（如跑步、骑自行车、划船、游泳等）一般会使血糖下降，通常发生在运动开始后的20~60分钟及运动后。②非常高强度的有氧运动或无氧运动，可使运动后血糖升高，尤其是在血胰岛素水平较低时，因为升糖激素的分泌可使血糖短暂上升，作用可维持30~60分钟，但激烈运动的作用可以持续8~10小时，所以运动结束过后过几小时仍有发生低血糖的可能，需警惕夜间低血糖。③大多数持续时间>30分钟的运动会需要减少胰岛素剂量或调整碳水化合物的摄入以保持血糖平稳。④现实生活中，儿童或青少年的体育活动以自发地玩耍和/或团队、户外运动为主，活动特点是反复较激烈的活动偶尔穿插低等至中等强度的活动或休息。这种间歇式的活动与持续中等强度运动比较，运动中和运动后引起的低血糖要少。

23 糖尿病儿童及青少年活动时间多长比较好呢？

多运动有利于儿童、青少年的健康。1型糖尿病患儿的运动要求与普通孩子差别不大，每日30~60分钟中等强度运动，每周大于3天。2型糖尿病患儿或糖尿病前期的超重或肥胖患儿，每日需活动60分钟或进行更多中度至高强度有氧运动，每周至少3天做加强肌肉锻炼及骨骼锻炼的运动。

24 糖尿病儿童及青少年可以像没有糖尿病的孩子一样上体育课吗？

糖尿病儿童和青少年可以像没有糖尿病的孩子一样上体育课，但要注意监测血糖变化。如果孩子上课前的血糖偏低，可以额外加餐，上完体育课后也可以额外加餐，预防迟发性低血糖。如果糖尿病孩子要进行有风险的活动如攀爬、平衡类、户外郊游、越野跑步、游泳等活动，身边必须有朋友或老师陪伴，以防发生意外并能够提供帮助。

25 运动可以取代胰岛素吗？

对于1型糖尿病患者而言，单靠运动是不可能取代胰岛素的，因为1型糖尿病患者体内缺乏胰岛素，运动时血液中的葡萄糖因缺乏胰岛素的作用而无法进入细胞内代谢供能，因此机体细胞处于"饥饿"状态。另一方面，处于"饥饿"状态的细胞发出信号给肝脏，肝脏将储存的肝糖原分解成葡萄糖释放入血，两者同时作用使血糖升高。同时，当细胞"饥饿"状态持续存在时，机体进一步分解脂肪，后者在肝脏分解生成酮体，严重时甚至导致酮症酸中毒的发生。

26 酮体升高可以运动吗？

为了保证运动安全，运动前必须找出酮体升高的原因，注意酮体升高的水平。运动前血酮升至 0.6~1.4mmol/L，需要进行处理。儿童血液中的酮体升高（>1.5mmol/L）或尿酮体（2+或 4.0mmol/L），严禁运动。运动前血糖水平>14mmol/L（250mg/dL）伴有酮体升高的迹象（尿酮或酮血症（>0.5mmol/L）），要避免高强度的锻炼。如果血糖和酮体都高，需要注射半量的常规校正剂量或者 0.05IU/kg 胰岛素，最好等血酮症消失再考虑锻炼。

27 近期发生的低血糖对运动有什么影响？

严重低血糖［血糖≤2.8mmol/L（50mg/dL）］或低血糖事件是运动的禁忌证，包括24 小时之内的认知受损、需要外力帮助恢复的事件。显著低血糖［<3.0mmol/L（54mg/dL）］症状明显时需要立刻引起注意，它会减弱后面的运动过程中反调节激素作用，增加反复低血糖的风险。不严重的低血糖［血糖 3.0~3.9mmol/L（52~70mg/dL）］，如果是在相对较近的时期进行有计划的运动前发生，会导致之后的运动过程中反调节激素作用减弱，增加反复低血糖的风险。

28 1 型糖尿病患儿怎样安排锻炼比较好？

当胰岛素峰值与运动介导的葡萄糖降低作用重叠时，尤其是餐后短时间内锻炼，容易发生低血糖。因此，安排患儿白天体育活动时，必须考虑血胰岛素水平或吃饭时间，这对年纪小的孩子来说很难，因为他们的活动是说来就来的。可以在清晨餐前注射大剂量前安排活动，此时血胰岛素水平特别低，发生急性低血糖的风险降低。在一天中早一些的时间安排锻炼，可以避免夜间低血糖的发生。

运动前注射了短效胰岛素，避免在注射后 2~3 小时运动，防止发生低血糖。速效胰岛素峰值早一些，60~90 分钟达到，避免在此阶段运动，防止发生低血糖。

平时偶尔锻炼的青少年，不要突然每天进行剧烈运动，可以先每隔 1 天进行 1 次，让机体逐渐适应，再根据孩子的胰岛素敏感情况（血糖波动的规律）逐渐调整胰岛素用量。否则，就要及时改变基础胰岛素以应对胰岛素敏感性的变化。在某种程度上，年龄较小的孩子每天运动越多，长此以往运动后血糖波动会越少。

29 运动前后及过程中应该如何加餐？

进行非计划运动时，如果没有调整胰岛素剂量，运动前和运动中需要参考血糖水平、是否调整胰岛素剂量、运动类型和运动时长，决定如何额外摄入碳水化合物。

30分钟以下的日常体育活动可以不用进食或加餐。

大于 60 分钟的运动，运动中要监测血糖变化，同时兼顾运动的目的摄入碳水化合物。最多每小时运动摄入碳水化合物 1.5g/kg，碳水化合物和能量的总摄入量应该与个体的需求匹配，为预防低血糖额外摄入的碳水化合物可通过调整胰岛素来平衡。

运动后是否需要加餐完全取决于血糖的变化。如果在运动结束后无明显低血糖，且 1~2 小时常规进食或加餐，运动后无须额外补充营养。如果有低血糖，则按低血糖处理。白天额外运动可能引起夜间低血糖，故睡前含碳水化合物、脂肪和蛋白质的加餐可以减少午夜低血糖的发生，但要避免高热量、高糖的食物。

30 糖尿病患儿运动前、运动中、运动后如何分配营养？

糖尿病患儿运动前、运动中、运动后的营养分配见表 4-1。

表 4-1　运动前、运动中、运动后的营养分配

	运动前 3~4 小时	即将运动前	运动中	运动后即刻	运动后 1~2 小时
碳水化合物	低脂全谷类低升糖指数碳水化合物作为混合食物的一部分	如果血糖水平提示及活动类型需要，加餐 10~15g 碳水化合物	有氧/长时间活动：10~15g 碳水化合物/30min 根据胰岛素和血糖水平调整。无氧运动/短时间运动通常不需要调整，除非血糖水平提示需要	如果 1 小时内要进餐，无须进食碳水化合物，除非血糖水平提示需要。如果活动后>1 小时进餐，可进食 10~15g 小吃，如水果、低脂谷物棒，150~200ml 牛奶	低脂全谷类低升糖指数碳水化合物作为混合食物的一部分 睡前进行的活动需要额外补充睡前小吃
蛋白质	作为混合食物的一部分	不需要	不需要	不需要	作为混合食物的一部分或睡前小吃
水分（持续时间超过 60 分钟的活动用水）	同餐至少摄入 100~150ml 水分	摄入水分	摄入水分	同餐摄入水分

31 开始运动时，面对不同的血糖水平应如何正确处理？

开始运动时，面对不同的血糖水平应的正确处理方法见表4-2。

表4-2 开始运动时针对不同血糖水平的正确处理方法

血　糖	碳水化合物和血糖管理策略
<5mmol（90mg/dL）	开始任何运动前进食10~20g碳水化合物，延迟运动，直至血糖超过5mmol/L并在上升
5~6.9mmol（90~124mg/dL）	开始有氧运动前进食10~20g碳水化合物
7~10mmol（126~180mg/dL）	开始运动前无须碳水化合物
10.1~14mmol（182~252mg/dL）	可以开始有氧运动和无氧运动
>14mmol（>252mg/dL）	如果出现不明原因的高血糖，应该检查血酮，如果血酮>0.6mmol，需要在任一运动开始前进行干预（控制血糖和酮体）

32 运动过程中发生低血糖应该如何处理？

糖尿病患儿有运动计划时，应随身携带葡萄糖片、糖果或其他能快速升糖的食物，或把它们放在距离活动地点近、方便获取的地方。孩子运动中有可疑低血糖的症状时，哪怕没条件测血糖证实是否发生低血糖，也要给予葡萄糖片或其他快速起效的碳水化合物干预，以防发生低血糖相关的不良事件。升高血糖3~4mmol/L（0.3g/kg），体重30kg的孩子需要大约9g葡萄糖；50kg的孩子则需要15g葡萄糖。建议干预后每30分钟复测1次血糖，直至血糖稳住。可以使用动态血糖仪监测血糖，以便及时发现血糖异常。

33 如何通过调整胰岛素给药方案和/或加餐来平衡运动导致的血糖波动？

胰岛素治疗的患儿有运动计划时要注意通过调整胰岛素剂量或者饮食来平衡运动对血糖的影响。应注意血胰岛素水平较高时的低血糖风险（如餐后短时间内运动所致的低血糖）和高强度运动对血糖的刺激作用（短时间内血糖飙升），以及运动后7~11小时的胰岛素敏感性升高所致的血糖波动。

不要在即将很大程度参与肌肉运动的部位注射胰岛素。根据不同活动制定不同胰岛素治疗方案，多数持续时间大于30分钟的活动会需要减少胰岛素剂量，或适当调整碳水化合物的摄入以保持血糖正常。如果计划在胰岛素发挥作用的峰值时间锻炼，尤其是注射速效餐时胰岛素的餐后1小时内，要显著减少胰岛素剂量。高强度锻炼过程中及之后血糖升高，可以额外注射小剂量速效胰岛素或进行低等至中等强度的锻炼纠正血糖。

对于每日两针注射胰岛素者，严格控制血糖会比较难，尤其是 1 周内进行不同水平的活动；所以主要靠运动前、运动中、运动后摄取多种形式的碳水化合物，这会比调整给药量更为重要。

对于多针注射胰岛素或胰岛素泵给药者，如果需要，可在进行活动前大约 90 分钟减少基础率，或给予适当碳水化合物加餐，必要时减少运动当晚的夜间基础胰岛素的注射量。胰岛素泵给药者，睡前临时将夜间 6 小时的基础率下调约 20%，对降低午夜低血糖的风险有好处。对多针注射者，运动当日减少 20% 的基础剂量（睡前长效或中效），同时睡前进食含碳水化合物的加餐，相当于碳水化合物 0.4g/kg，来减少因运动导致的胰岛素敏感性升高引起的低血糖风险。

胰岛素泵可以设置个体化的预测低血糖管理系统（PLGM）的报警值，如在比赛时和随后的晚上，以预防或减少低血糖。

34 哪些因素会影响患者接受糖尿病?

许多因素都将影响一个人对糖尿病诊断的接受，并且影响患者对自我监护应承担的责任。这些因素包括有糖尿病患者及家属对治疗疾病所持的态度、所掌握的有关糖尿病的知识、健康的信条、年龄。

糖尿病患者及家属对治疗疾病所持的积极主动的态度是糖尿病控制好坏的一个决定性的因素。因为自我治疗是控制糖尿病的基本。患者必须自己进行胰岛素注射、监测血糖并学会调整胰岛素剂量。有些人认为，为他们的治疗负责任的应是医生、护士或治疗小组。这种观点往往会阻碍他们学习糖尿病知识并执行对糖尿病的监控。所以，新诊断的糖尿病患者必须知道自己才是疾病的治疗者。

糖尿病患者有疾病治疗的"内在的动力"十分重要。在控制自己的糖尿病时，患者充当一个非常积极的角色，知道自己能够影响自己的疾病进展。若患者将自己置于"旁观者"的位置，意味着患者认为疾病的未来完全由外来力量决定，如社会或治疗小组，由此导致患者对治疗的满不在乎的态度，从而让治疗陷入困境。

年龄影响患者对于某些改变的接受能力。与一个年老者比较，较年轻的人有可能更有能力接受生活方式和饮食习惯的改变。

缺乏关于糖尿病的知识，或者糖尿病知识不准确，将会产生压力和焦虑。这时患者应该多求助于医生或糖尿病治疗小组。缺乏症状的 2 型糖尿病患者可能不相信疾病的存在，这需要更多的解释和学习。

另外，告诉患者糖尿病的远期并发症，让其了解疾病得不到良好控制可能的恶果，有可能敦促患者的血糖自我监测或胰岛素治疗的执行。

35 孩子罹患糖尿病会对家庭产生怎样的影响？

在儿童时期被诊断为糖尿病，孩子与父母会产生巨大的焦虑和内疚，甚至可能导致婚姻家庭的不和。家庭必须团结起来，乐观科学地面对疾病。

父母必须学会如何照顾糖尿病的孩子，与此同时，还要妥善处理他们自己的感觉。父母必须耐心细致地向孩子解释疾病和治疗，但不让儿童承受疼痛（频繁的注射和血糖检测）是非常困难的，有时甚至必须强制才能完成治疗。总之，让孩子完全理解疾病并配合治疗是很困难的，需要不懈地努力。

新近诊断为糖尿病的孩子可能会有一种与众不同的感觉，或者有时会感到低于其他的同胞兄弟姐妹或同龄人。他们不能完全理解为什么要不断地承受疼痛。另一方面，患病儿童会发现，糖尿病本身是控制其他人以及引起他人注意的最好办法，例如拒绝胰岛素治疗引起酮症酸中毒，或者拒绝饮食导致低血糖症。有时父母和健康护理人员很难从儿童的异常行为中（如烦躁和笨拙）区分出低血糖症的发生。这些都将影响儿童将来的发展。

对糖尿病孩子的过多关注可能引起其他同胞兄弟姐妹的反抗，因为家庭里其他的孩子可能感到被忽视了。另一方面，非糖尿病的同胞兄弟姐妹，有可能害怕他们患有糖尿病的兄弟或者姐妹可能死去，或者担心他们自己有可能也会得上糖尿病。

36 在青少年时期被诊断为糖尿病给家庭带来的困难更大吗？

不论是儿童期还是青少年期，被诊断为糖尿病并开始胰岛素治疗带给家庭的困难都是巨大的。对于青少年和父母来说，从青春期向成年人转变的过程中所发生迅速变化是很难处理的。青春期是自我形象还很脆弱的时期，反抗权威而渴望被同龄人接受。青少年患者更不愿意接受疾病的事实和治疗。

患有糖尿病，将会使青春期变得不好过。青少年有可能不愿意被看作与他人有什么不同，因此有可能跳过胰岛素注射和血液检查，或者放弃已经设定好的饮食规划。另一方面，他们有可能被父母、家人过度保护，因而与其他人交往非常困难。曾经有一位患者，14岁的男孩，被父母带来看病，孩子表情自然，血糖本记录的血糖非常正常，但糖化血红蛋白的结果竟然是12%。仔细询问才知孩子根本没有查血糖，只是每天写一个值来蒙混过关。所以这一阶段孩子的父母必须非常小心谨慎地、智慧地面对极其敏感的孩子。

在这个阶段，父母必须允许孩子照顾自己的疾病，如血、尿的检查以及胰岛素的调整，但父母又不能完全放手，还是要监控治疗执行的情况，并定期带孩子到医院复诊，以掌握孩子近期血糖控制的好坏。如果孩子害怕承担责任，拒绝照顾自己，拒绝自己治疗，父母应同医护人员一道鼓励和引导孩子。

因为青少年的成熟性，他们有可能会担心将糖尿病遗传给他们将来的孩子。支持、鼓励以及提供忠告是糖尿病监护最关键的部分。

37 成年时期诊断糖尿病会遇到什么困难？

伴随成年人糖尿病诊断最显著的变化是需要对多年来形成的行为进行改变。不得不改变饮食模式，必须限制食物选择。有些人能够听从医生的建议，有些人则不以为然，导致今后并发症的出现。家人对疾病的反应也会不同，患者可能被过度保护，从而导致过度的依赖和反抗。如果有家庭的支持，又允许独立，成年患者趋于较妥善地处理疾病，并且更容易地完成自我监护的任务。

38 年老者患糖尿病应该注意什么？

年老的糖尿病患者经常同时罹患多种疾病，包括糖尿病相关并发症所导致的疾病。除了糖尿病以外，治疗多种疾病所使用的药物有可能引起药物的交互作用。在使用口服降糖药物治疗的年老患者中，发生低血糖症的临床表现可能与典型的症状不同，表现有可能类似于脑血管意外或者精神紊乱，较难辨别，低血糖症有可能会被加重、延长或者变成慢性过程。因此，患有多种健康问题的老年人可能需要有亲属或私人护士的家庭护理，会给家庭或国家带来负担。

39 糖尿病患者能够工作吗？

在理论上，糖尿病患者不要认为与其他人有什么不同，并且在就职方面，不应当遭到歧视。对于有较好的健康状况和未出现严重并发症的糖尿病患者，在总体上没有太多的就职障碍。但是在实际当中，从保护患者自身出发，还是应该考虑糖尿病疾病的特点，选择生活规律、没有危险性的职业。

40 糖尿病患者就业时应注意什么？

当糖尿病患者申请工作时，应提供关于糖尿病可以从事的职业的支持信息，告知可从事的职业，糖尿病患者对问及健康时不要隐瞒糖尿病，而聘用者也不能单纯因糖尿病而排斥对糖尿病年轻人的聘用。患者可从糖尿病治疗队伍获得医疗报告，来证实糖尿病的良好控制和身体状况的健康，使聘用者坚信，糖尿病对求职者是否被聘用不是考虑的重点。当然某些职业，糖尿病患者是不宜从事的，如军人、警察、职业驾驶员或飞行员，但各国的规定不尽相同。糖尿病年轻人应向聘用者展示成熟的自我治疗、自律和责任感，有成为良好员工的素质。

41 哪些领域会限制糖尿病患者工作？

国际或国家政策以及个人的健康状态有可能限制糖尿病患者的就职领域。个人健康状态如糖尿病的类型、药物治疗的类型、有可能发生危险的某些并发症，如较差的视力或频繁发生的低血糖反应可能影响在职场的发挥。为此，负责的医生应当对于每个糖尿病患者的身体情况做出评判，并且根据这些评判提出初步的职业选择建议。

42 1型糖尿病患者不能从事哪些职业？

根据国际条约，不允许进行胰岛素治疗的糖尿病患者持有商务飞行员的执照。另外，在有些国家，对于胰岛素治疗的糖尿病患者，如要获许得到客运司机或者货运司机的批准，或从事高空或危险机械操作，是非常困难甚至是不可能的。警察或军队有着同样的限制。

43 糖尿病患者应该选择怎样的工作？

对于有较好的健康状况和未出现严重并发症的糖尿病患者，在总体上没有就职的障碍。但最好选择有规律作息时间的稳定工作，以便能够有规律地注射胰岛素和进食的工作，改变工作将使规律的胰岛素注射以及与之相关的进食变得非常困难。不能进行高空或危险机械操作，一旦发生低血糖反应，就会十分危险。

需要胰岛素治疗的年轻的1型糖尿病患者，在进行某些调整后，可以参加劳动。他们必须注意自己的饮食及与之相关的药物治疗的时间，并且同样要预防低血糖症的发生。近年来，在现代糖尿病治疗方法如胰岛素泵的帮助下，配合便携式血糖监测仪的使用，使得糖尿病的控制变得较为容易了。同样，使用饮食和/或口服降糖药物治疗的2型糖尿病患者，能够在进行适当调整后参加工作。

44 糖尿病患者工作的公司或单位会有哪些担心？

在理论上，在糖尿病患者就业上，单位不应当歧视这些患者。但是在实际中，有一些单位不愿意聘用糖尿病患者。因为担心糖尿病职工"表现"不佳。担心出现糖尿病并发症后，职工由于住院治疗、看病而旷工。担心一旦工作期间发生低血糖症，糖尿病患者有损伤自己或他人的可能。

这些担心是有道理的。但是目前可供使用的统计学资料并未证实糖尿病患者有更高的交通事故或者旷工的发生。对于国家政府或糖尿病学会来说，应该尽量确保单位在审定糖尿病患者工作能力时，考虑的是患者的个人素质而不是他们的疾病，并且在需要时，应该纠正这方面错误的观念，保护糖尿病患者有正常的生活和工作的权利。

45 糖尿病患者能饮酒吗？

对于想要饮酒的糖尿病患者，应当建议他们首先到医生那里进行核实。低碳水化合物的淡啤酒和啤酒已经在市场上有销售，这可能比较适合于糖尿病患者，但是因为相对较高的酒精含量（增加了发生低血糖症的危险性）以及高位的价格，这些还不能推荐给糖尿病患者。糖尿病患者可以饮用其他的非酒精饮料，如矿泉水、泉水、起泡沫的水或自然水、食用苏打等。

46 饮酒对糖尿病患者有哪些影响？

①酒精有可能加速严重的低血糖症，如清晨的低血糖症，这是由于肝脏葡萄糖生成（糖原异生）暂时受到抑制所引起的。②酒精的影响有可能掩盖了低血糖症的症状。③酒精以及混合物中较高的能量含量有可能搅乱了饮食。④酒精有可能升高了血液中甘油三酯的水平。⑤酒精可以降低人的判断能力，患者有可能忘记进行胰岛素注射或进食。⑥在有神经病变的糖尿病患者中，过多的酒精有可能加重神经病变的症状。⑦酒精有可能引起用于2型糖尿病患者治疗的磺脲类降糖药物的增效作用。

在以上影响中，最重要的是酒精有加速引起严重低血糖症的作用，因此，酒精的摄入应当是适度的，并且应当同时伴有食物的摄入。除了能引起低血糖症以外，酒精的作用有可能掩盖了低血糖症的症状。相反，发生低血糖的糖尿病患者，虽然并没有醉酒，但却被错误地认为"喝醉了"。因此，糖尿病患者被认为是喝醉酒时，必须迅速检查血糖浓度。

47 糖尿病患者能吸烟吗？

在糖尿病患者中，冠状动脉、脑动脉以及周围动脉的粥样硬化性疾病是非常重要的发病和引起过早死亡的原因。

吸烟已被证实是动脉粥样硬化形成的独立危险因子，吸烟的糖尿病患者有增高动脉粥样硬化性疾病，特别是缺血性心脏病发生的危险。还有些报道提示，吸烟可能加速视网膜病变、肾病以及糖尿病足软组织并发症的发展。糖尿病患者应当进行各种努力，不吸烟或戒烟。家属或医生应积极阻止糖尿病患者吸烟。

48 糖尿病患者能开车吗？

糖尿病患者特别是1型糖尿病患者驾车，确实存在一些潜在的危险，包括低血糖症的发生和长期糖尿病并发症的影响，如白内障或视网膜病变所引起的视力下降、周围神经病变、血管病变和截肢等影响行驶判断或干扰驾驶机械操作。因此，在大多数国家中，在当驾驶执照发放和更新时，患有糖尿病的司机是需进行特殊法定管理的对象，并且必须有规律地对驾驶者的身体状况进行评估。糖尿病患者亦应有规律地到医院进行评估，以避免不可挽回的事故发生。

对于使用胰岛素治疗的患者，低血糖症是十分危险的情况。低血糖症以及亚临床的低血糖症导致认识功能的不全或者判断能力的下降能够引起交通事故。有报道，有些糖尿病患者尽管已经意识到低血糖症的发生，但是由于不合理的和难以控制的行为，而无法停止驾驶。所有使用胰岛素治疗的司机，应当在车里备有葡萄糖或者其他能迅速使用的碳水化合物，并且随时准备使用。通过仔细地计划治疗和血糖的监测，避免低血糖症的发生。如果在行车期间发生了低血糖症，糖尿病司机应当将车安全地停靠在路边，并且采取适当的处理方法。糖尿病司机应当随身携带有糖尿病急救卡，当要长途驾驶时，应当仔细地监测血糖水平。

49 糖尿病患者能够外出就餐吗？

外出就餐已经成为了我们生活方式的一部分，让糖尿病孩子享受到美食是生活的乐事之一。但之前应该与孩子约法三章，注意饮食的质与量。糖尿病患者或其家长应当慎重地、明智地选择菜肴，脑中应当时常想着健康饮食计划的需要。在婚礼宴会或有很多人出席的宴会中，就餐延误是非常常见的，应当预计就餐有可能被延误，因此在去餐馆以前最好先吃一点。

外出就餐的法则：①在预订座位或点菜之前，了解特殊的请求是否能够被满足。②仔细地研究菜单，选定较健康的饮食，要求少油少盐。③通过学会识别正确食量来确认餐馆中食物的多少。④避免蛋糕、甜食，保持较低的糖的摄入。避免软饮料、奶昔和有甜味的果汁。取代这些的是选一小片新鲜水果。⑤如果需要低胆固醇饮食，应当避免食用动物内脏（如肝脏、脑子）、蟹、龙虾和人虾。⑥如果需要低脂饮食，尽量少食过度油炸的食品（鱼、鸡、炸土豆片、油炸饼圈），限制食用较重味的咖喱食品的数量。⑦应该在就餐后严密监测血糖，以明确外出就餐对血糖的影响，下次类似的就餐还需要注意什么。

掌握以上原则，外出就餐对于糖尿病患者来说，将是有乐趣的并且是令人愉快的。

50 糖尿病患儿长大后可以结婚吗？

糖尿病本身并不禁止组织一个家庭，不论男女，都可以结婚。但长期的糖尿病有可能在男性患者中引起阳痿，在女性患者中导致频繁的阴道炎，这将干扰他们的性生活。但是如果幸运的话，这些情况可以通过改善血糖控制或者治疗阳痿而完全解决。

51 糖尿病女性患者结婚后可以怀孕吗？

成功妊娠的关键是糖尿病女性患者需要有计划地怀孕，事先要得到良好的血糖控制。换句话说，从受孕到分娩这段时间内，糖尿病需要被非常严格地控制，以确保得到最好的结果。

在胎儿生命的最初几个星期内，良好的血糖控制是特别重要的，因为这个时期是组织开始生成的时间。如果只是在妊娠发生被确定以后才进行严格的血糖控制，那么胎儿生命中最初几周的时间将会被错过。

如果本来血糖控制得非常好，允许在任何时间受孕。如果血糖控制并不在最佳状态，在试图受孕之前，需要花费一些时间去努力达到良好的血糖控制。有时，在受孕之前，有些2型糖尿病患者有可能需要将以前的口服降糖药物治疗改为胰岛素治疗。

52 糖尿病女性患者怀孕后应该注意什么？

在妊娠期间，需要对婴儿的生长、健康状态以及母亲的糖尿病情况，进行严密的监测。母亲应该有良好的血糖控制，使血糖水平尽可能接近正常，避免低血糖症的发生。

较差的糖尿病控制将会导致巨大胎儿的发生，由此将会引起正常阴道分娩的困难。如果已经有糖尿病并发症，如视网膜病变和糖尿病肾病，又想结婚、生孩子的话，应当与医生详细讨论并严密随访、检查，因为在妊娠期间有些并发症将会加重。

53 如何进行糖尿病孕妇孕期管理？

糖尿病妇女有计划地怀孕后应由有处理糖尿病妊娠经验的产科医生和内科医生进行管理，孕妇应积极主动配合，确保孕妇及胎儿的健康安全。对医院生产的婴儿应提供专业围产期和新生儿保健。

54 糖尿病妈妈生的婴儿应该注意什么？

糖尿病妈妈的孩子出生时体重有可能超过 4kg，成为巨大儿。糖尿病所引起的出生儿增大，将导致其在出生后容易出现一系列的并发症，因此，出生后应该在医院新生儿科严密观察。在足够的医疗监督下，一般不会出现太大问题。

55 糖尿病患者的家人也会得糖尿病吗？

这与糖尿病的分型和发病机制不同等有关。某些单基因糖尿病，如线粒体病、MODY、Wolframe综合征等，亲代与子代之间有特定的遗传规律和患病概率。对于2型糖尿病而言，虽然趋于发生在同一个家庭中，但属于多基因遗传问题，并且也与环境因素密切相关，故患2型糖尿病的妈妈所生的孩子将来患糖尿病的风险高于普通人群，但不一定都会患病。对于1型糖尿病而言，普通人群发病风险为0.4%，但1型糖尿病患者亲属的发病风险高于普通人群，如，1型糖尿病患者兄弟姐妹平均有6%～7%的发病风险，1型妈妈的孩子有1.3%～4%发病风险，而1型糖尿病父亲的孩子有6%～9%的发病风险。非同卵双胞胎的兄弟姐妹1型糖尿病发病风险和其他兄弟姐妹相似，而同卵双胞胎的发病风险超过70%。

56 糖尿病患者的后代会有什么样的危险？

总体上讲，大多数的糖尿病妇女都能有正常健康的小孩。但是应当指出的是，即便是父母没有任何疾病的婴儿，也可能有或多或少的异常。对于母亲患有糖尿病的婴儿来说，这一危险性有轻度地升高。尽管对于患有糖尿病的母亲来说，婴儿出现先天畸形的频率有轻度地增高，但是这可以通过在妊娠之前和妊娠期间进行彻底的、有规律的血糖控制而得到降低。先天畸形的危险性对于非糖尿病的母亲及糖尿病父亲的婴儿并不增高。糖尿病母亲所分娩的婴儿有可能是巨大儿。

57 糖尿病患者在婚姻中应该注意什么？

无论夫妻一方是否患有糖尿病，婚姻都是一种挑战。无论夫妇双方有多么相容，每一配偶都会将各自的习惯或特点带到婚姻中来，这就需要花费时间去互相习惯对方。出现问题将使得婚姻承受压力。一方患有糖尿病，对婚姻的双方都会是一个很大的挑战。当疾病的负担可能落在患有糖尿病的配偶身上时，未患有糖尿病的一方同样也面临着额外的压力，如恐惧低血糖症的发生或担心糖尿病并发症的出现。只有互相理解、支持与关爱，才能克服这些困难。

夫妻双方都应学习和掌握糖尿病知识。当糖尿病无法控制并且需要照料时，对于糖尿病不同方面的较好了解，将帮助未患有糖尿病的配偶认识疾病并给予帮助。知识将帮助夫妇控制局势、保持幽默感和保持交流的畅通。

夫妻双方只有公开地交流，真诚地说出各自的恐惧与希望、需求及需要、愤怒与欢乐，并互相勉励，保持乐观的心态，才有让婚姻成功的可能。

58 糖尿病患者能禁食吗？

原则上糖尿病患者，尤其是进行胰岛素治疗的糖尿病患者是不能禁食的，禁食可能使得代谢调节发生紊乱。一旦被诊断为1型糖尿病，就要学习规律的血糖监测、胰岛素治疗和饮食计划。即使生病时胃口不佳或伴有呕吐时，也应尽量保持胰岛素治疗、摄入碳水化合物，必要时到医院寻求医生的帮助。

为了降低体重，吃得很少或什么也不吃，是错误的。积极的运动和适当的饮食，脂肪和热量摄入的降低，才是较好的方法。靠禁食来减轻体重总是很不实际的，因为靠禁食所减轻的体重将会较容易地再获得。

59 糖尿病患者可以旅行吗？

糖尿病患者当然可以旅行，甚至到海外旅行，但是需要有仔细的计划。想要旅行的糖尿病患者，必须首先确定他们的代谢控制是良好的，是适合旅行的。因为假日的活动、生活方式以及饮食有可能与平常不同，血糖的监测特别重要。另外，患者要熟练掌握体育运动对血糖的影响。在假期，有些患者要进行运动，并有可能尝试新的体育运动，而另一些患者运动要少于平常，根据运动的多少调节食物摄入甚至胰岛素亦十分重要。旅行时应该随身携带胰高血糖素、葡萄糖片或葡萄糖饮料，以防发生低血糖。

一起旅行的同行者应当学会如何识别和治疗低血糖症。通过饮用含糖饮料，可以使轻度的低血糖症很快地缓解，而在更严重的低血糖症发生时，亲属或者朋友可以熟练地对患者进行胰高血糖素的注射，以免因为寻找医疗救助以及延误住院耽误病情。

60 糖尿病患者旅行时应该特别注意什么？

糖尿病患者旅行时应该随身携带胰高血糖素、葡萄糖片或葡萄糖饮料，以防发生低血糖。应当随身携带卡片或信件，在上面声明自己患有糖尿病并且列出自己所接受的治疗的细节。最好佩戴雕刻有自己情况声明的手镯或项链。这些证明将在紧急情况时，有效地协助医疗救援。

61 旅行时的食物和营养应该注意什么？

假期不可能总是像计划的那样准确。火车、汽车以及飞机可能延误；小汽车可能遇到交通阻塞；或者按计划要赶到的餐厅或咖啡屋可能已经关门了。但是这些意想不到的事件，对于一个充分准备的旅行者来说，并不构成严重问题。糖尿病患者应当经常随身携带有葡萄糖片或者某些类型的碳水化合物，如饼干、苹果或三明治。这些食物应该放在容易拿的地方，不应当被锁在行李包中。

当进行海外旅行时，糖尿病患者应当核查所去国家所食用的碳水化合物的基本形式。应当学会判定与10g碳水化合物相等的米或面食重量。糖尿病患者应当尽可能地从当地的食谱中选取食物，并且如果需要，可以用面包、饼干或者水果补充碳水化合物。糖尿病患者甚至可以给航空公司打电话，预订特殊的糖尿病饮食，并在上机后提醒所乘飞机的机舱工作人员。

62 如果国外旅行需要免疫接种，糖尿病患者应该注意什么？

去有些国家旅行时可能需要免疫接种，而糖尿病患者应该在旅行之前，在家里完成免疫接种。这是因为接受免疫接种以后，糖尿病患者有可能感到轻度的不适，特别是伤寒疫苗，最好事先接种，因为它有可能暂时引起胰岛素需求量的增加。在家的话较容易得到良好的血糖控制以及全身健康状态的维护和照料。

63 糖尿病患者旅行时生病怎么办？

容易晕车或晕船的糖尿病患者建议预防性地服用抗晕的药物，以避免呕吐的发生。有些抗晕车的药物有可能引起困倦，因此糖尿病患者应当在家先试服这些药物。

一旦呕吐或者腹泻发生，正在进行胰岛素治疗的患者必须继续进行胰岛素治疗，并根据血糖和进食情况调整胰岛素用量。患病的糖尿病患者必须进食碳水化合物，如麦片或者谷类植物，保证补充充足的液体，并仔细地监测血糖水平和进行尿酮体的测试。

64 乘飞机旅行跨越时差时糖尿病患者应该注意什么？

乘飞机旅行已经非常普通了，如果糖尿病患者要跨越时差，将需要对胰岛素剂量、给药时间表、饮食以及口服药物进行调整。

应当在旅行前与医生讨论有关细节。当从东部向西部旅行时，时间变长了，为了帮助患者渡过难关，有可能需要补充一定数量的可溶性胰岛素，直到下一次注射可溶性胰岛素。与此相反，当从西部向东部旅行时，时间变短，有可能需要加食一些碳水化合物，或略微降低胰岛素剂量。应当更频繁地进行血糖的监测。

65 旅行时胰岛素可以放在托运的行李包中吗？

旅行时，不论乘车还是乘飞机，胰岛素都应放在手提袋中，随时可以取用。当乘飞机旅行时，胰岛素不能被保存在被托运行李中，因为被托运的行李将被送入货舱中，货舱中超过零点的温度有可能冻结胰岛素，胰岛素可能发生变性；而且被托运的行李还有可能被延误或丢失。

66 到热带去旅行时应该怎样保存胰岛素？

较高的温度会破坏胰岛素。旅行时温度适宜，只要胰岛素不暴露在直接的光照下，都不会影响胰岛素的活性。不要把胰岛素放在小汽车的后备箱中或者小汽车仪表盖存放小东西的地方、接近火的地方或散热器上。

在炎热的天气里，糖尿病患者应该将胰岛素储存在冷的袋子中、饭店的冷藏箱中或者存放在屋中最冷的地方，并且上面覆盖湿毛巾。胰岛素能够在25℃被安全地储存至少1个月。当胰岛素被热破坏时，可溶性胰岛素（短效胰岛素）通常变成絮状，而胰岛素悬浊液（中、长效胰岛素）可能显示出有些变化，如颗粒形成、偶尔出现棕色的颜色变化。当出现上述任何一种变化时，胰岛素不能再使用。

67 糖尿病患者旅行中携带医药用品应该注意什么？

准备旅行的糖尿病患者应该携带足够的医药用品，如胰岛素、注射器、针头以及血糖测试试纸，并且将这些分装在两个不同的行李中。糖尿病患者应当在任何时间随身携带一个行李，而另一个行李由家属或朋友携带。因为不同地区、不同国家使用的胰岛素或者注射器可能不同，特别是胰岛素制剂的活性。如果不清楚旅行地的胰岛素供应情况，糖尿病患者应该在事先与胰岛素制造商在各地区的医药代表取得联系，万一胰岛素丢失，可及时获得补充。

建议糖尿病患者佩戴证明卡片，并且随身携带处方，为此可以预防由于丢失胰岛素或口服药物后所带来的麻烦。

68 糖尿病患者做手术比正常人更危险吗？

现今，进行手术治疗的糖尿病患者有着几乎与非糖尿病患者相同的发病率和死亡率。对于糖尿病患者来说，术后的住院时间有可能要长些，但是在总体上，有着现代治疗和良好血糖控制的患者，在伤口愈合和感染发生率上，与那些在非糖尿病患者中所报道的情况是一样的。

69 非糖尿病者手术时身体有哪些代谢反应？

非糖尿病者对于手术的代谢反应在所有进行手术时，将诱发一系列复杂的激素与代

谢变化。其中最主要的是：①抑制胰岛素分泌；②增加了"应激激素"的分泌，如皮质类固醇、胰高血糖素和肾上腺素。在总体上，有多大程度的手术创伤，将会引起多大程度的内分泌紊乱。在非糖尿病人群中，这些变化很少引起临床上的显著变化。

70 糖尿病患者手术时身体有哪些代谢反应？

糖尿病患者手术导致的对内分泌和代谢的影响，总体上将引起分解代谢的增加，加之以高血糖症和酮体的生成。在有胰岛素绝对不足或者相对不足的患者中，这些变化可能引起危险的血糖不稳定和酮症。手术前的空腹期间，有可能使代谢控制变得更为困难。

71 糖尿病患者手术处理原则是什么？

在糖尿病患者中，手术治疗的3条最重要的基本原则是安全性、简单性、敏感性。

72 如何保证糖尿病患者手术的安全性？

对于糖尿病患者手术中的安全性，最重要的是合理的血糖控制，并且确认患者对于手术和麻醉的适应性。术前，在糖尿病专家、麻醉师以及外科医师的会诊中，必须对患者所存在的特殊危险性和糖尿病并发症情况进行评价。安全性同样意味着应当保持手术方案和手术程序的简单性和切合实际。

73 外科医生在糖尿病患者手术时会注意什么？

有些手术的治疗以及床旁的处理经常是由未经过专业训练的低年资医生来进行的。首先由糖尿病医师、外科医师和麻醉师制定简单、扼要和简明的治疗方案。根据方案的内容，应当向全体参与手术的低年资外科医师和麻醉师，详尽说明这一方案和手术病人的处理。这一原则将使得糖尿病医师有更多的时间去监测更困难的病例。

74 手术时血糖监测的目标值应该是多少？

因为在手术期间，发生低血糖症的危险性会增高，所以治疗方案不应当把代谢控制定在使血糖正常化上，应当推荐切合实际的血糖目标值。血糖值保持在 6～11mmol/L 是比较客观的目标值。

75 手术时应该如何避免低血糖？

手术期间避免低血糖症的发生是特别重要的，这是因为在手术期间以及在术后早期，由于患者意识不清或困倦、麻醉本身或由于伴随药物所导致的无法与他人交流，将使得患者发觉低血糖症的能力下降。术前必须的禁食以及术后较差的食欲，将使得低血糖的问题变得更为复杂。对进行手术治疗的糖尿病患者进行监护的至关重要的方面是频繁的血糖监测。在总体上，这是由全体护士以及低年资医生在床旁通过使用血糖监测仪来完成的，或者是用动态血糖监测仪来监测的。这些血糖监测仪可能出现失灵。从血糖监测仪中得到的检测结果，应当有规律地与临床化学实验室所测定的结果进行比较，以确保其准确性。

76 手术时血糖控制不佳会发生什么情况？

有着较高血糖水平的、未进行控制的糖尿病患者，伴随有较高的发生细菌或霉菌感染的危险性。若对高血糖症的监护和治疗不足，加之术后脱水，还可能发生高渗性非酮症性"昏迷"。

77 糖尿病患者手术治疗的医疗目标是什么？

糖尿病患者手术的处理，由以下几点决定：患者的胰岛素储量、手术损伤的程度、需要空腹的时间。不同类型的手术需要有不同的术前准备和空腹时间。在将要进行手术治疗的糖尿病患者中，医疗处理的目标是：确定手术的适应性，预见可能发生的问题（危险因素的评估）、减少发生低血糖症的危险性、避免代谢失调（高血糖症、酮症、脱水和酸碱紊乱）、最佳的伤口愈合，以及通过足够的胰岛素治疗，将感染可能减到最低。

78 糖尿病患者如何进行术前的评估？

需要手术治疗的糖尿病患者，术前的评估应当包括：①调整 1 型糖尿病患者的胰岛素，达到最佳的血糖控制；②评估危险因素，看患者是否有糖尿病并发症，如：视网膜病变、心血管疾病、肾病等，是否有吸烟、饮酒、滥用药物的情况，药物的交互作用，脱水、休克、肝脏或肾脏功能的下降；③必要时进行其他的检查，如胸部的 X 线、心电图、肾功能检查等；④最好将手术安排在早晨；⑤与内分泌医生、手术医生、麻醉师建立良好的合作。

79 手术时如何将糖尿病患者血糖控制得最好？

术前，1 型糖尿病患者的血糖应当保持在一个合理的控制范围内，代谢状态稳定。如果血糖控制不好，建议在术前，住院治疗数天来控制血糖。

通常住院进行择期手术的 1 型糖尿病患者，将遵循与非糖尿病者一样的时间表。持续平日正常的糖尿病治疗直到手术前一晚。如果患者因为某种原因于术前数天就已经住院治疗，则胰岛素治疗方案可以调整到一天多次的注射方式，也就是于每次餐前注射可溶性胰岛素，睡前注射中效胰岛素。这种基础－餐前胰岛素的治疗方案是非常灵活的，也最易调节，以适合术前活动、饮食和精神压力的变化。如果患者出现酮症酸中毒的指征、有明显的电解质紊乱或者患者需要进行某些特殊的手术治疗如开胸手术、肾移植或切除时，则需在术前1~3天或更多天住院接受治疗，做更详尽的术前准备。

80 手术当天应该如何调整糖尿病患儿的血糖和代谢？

应当制定针对糖尿病患者的简单的治疗方案，并且应当向糖尿病患者手术治疗中所涉及的全体医护人员进行仔细地讲解。此方案的主要内容：①使用等渗的氯化钠稀释胰岛素，静脉输入；②静脉输入葡萄糖溶液；③静脉补钾；④通过使用床旁的血糖监测仪，进行频繁的血糖监测；⑤频繁监测血钾水平。

术后处理如下：术后由于拮抗激素（如胰高血糖素）过多的分泌造成相对的胰岛素抵抗。因此，必须严密观察血糖水平以及患者临床状态、及时调整胰岛素剂量。一般情况的观察（如水电解质状态、体温）也是非常重要的。与非糖尿病者比较，糖尿病患者需要更长时间的仔细观察。如果患者需要胃肠外营养或者口服营养物质供应，则需要根据营养物质的量计算胰岛素的剂量。当患者能够再次正常进食时，可以恢复平常的胰岛素治疗方案。频繁的血糖监测是最基本的要求，甚至到术后的晚期阶段仍是这样，手术损伤和其他因素的多种多样的作用有可能影响血糖的控制，如缺乏活动、术后感染以及治疗方式的改变，不监测血糖，就不可能详细了解情况。

81 糖尿病患者需要急诊手术时怎么办？

需要进行紧急手术而不是择期手术的糖尿病患者，必须从临床和生化方面得到完全的评估。有时患者就诊时因所患疾病已经导致失代偿的代谢状态，如出现酸中毒、电解质紊乱等。如果手术不是非常紧迫的，就应先矫正代谢异常，再手术。酮症酸中毒的糖尿病患者，如果有可能推后手术，应该通过合适的治疗方案，立即治疗酮症酸中毒，直到达到可接受的代谢状态，再手术。

有时预先未被诊断的糖尿病患者在住院治疗时，存在有严重腹痛的临床表现。此类患者经常存在有酮症酸中毒和严重的高血糖症，经过适当的纠正代谢紊乱的治疗后，大多数的患者的腹痛将会消失，患者将不再需要腹部急诊手术治疗。这种腹痛是由于糖尿病酮症酸中毒本身引起的，而非真的急腹症。少数病例有阑尾炎或其他腹部疾病，代谢状态得到矫正后，通过标准的手术治疗，代谢状态稳定的患者能够安全地接受阑尾切除术或其他手术。

对于急诊手术，总的处理方法与择期手术所采用的方法是一致的，但必须注意 1 型糖尿病患者最后一次胰岛素注射时间，应当清楚地认识到，最后皮下注射的胰岛素将仍能在手术期间和术后被继续吸收。在使用静脉补液时，必须记住这一点，并需要对血糖、水电解质状态进行仔细监测。

82 父母及家人如何处理糖尿病的教育问题？

糖尿病患儿的父母（特别是小孩子的父母）既怕患儿低血糖又怕长期高血糖症的结果；而患者自己也会由于很难获得满意的血糖控制而引起极端的挫折感，这种情况在儿童期和青春期一直存在。父母总是为是继续维护患儿的护理责任、过度保护糖尿病患儿，还是增加孩子的独立性二者之间的平衡而焦虑。祖父母和其他亲戚可能对糖尿病患儿童多种优先权的理解相当困难或过于呵护，需要谨慎地处理这一问题，避免家庭争端。糖尿病患儿的保姆或其他暂时看护人应接受父母或糖尿病治疗队伍有关糖尿病处理的特殊指导。在糖尿病患儿就医时应邀请其父母始终与患儿一起就医。

83 糖尿病患儿可以正常在校学习吗？

糖尿病不会改变儿童特有的专业潜力和学习能力，幼儿园和中小学校及大学不能以糖尿病为理由将孩子排除在外；糖尿病患儿应该接受各中小学校及大学的教育，学校的生活经验对他们也非常重要，学校没有任何理由不让他们在校正常地学习和生活。

84 学校老师应了解糖尿病患儿的哪些特性？

学校老师应确保糖尿病患儿在学校的运动、旅行和营地生活中的安全。在保证患儿安全的前提下应鼓励糖尿病患儿参加所有科目的社会活动和体育运动，使患儿在学校活动中培养自我意识和自信心，这样对糖尿病患儿的管理具有积极的作用。任何歧视和特别对待都是不应该的。

85 父母及家人应如何配合糖尿病患儿的在校生活？

糖尿病患儿的父母应能够参观孩子的学校活动，并且与糖尿病治疗队伍一起给学校提供以下信息：认识和处理低血糖，包括意识丧失、抽搐、严重呕吐等低血糖表现的急救治疗，并提供急救电话。要避免孩子延迟进食主餐和加餐；特别是在进行与锻炼或运动相关的活动时，应允许患儿偶尔在与其他孩子不同的时间额外加餐或喝饮料。允许在专业考试进行时小吃或查血糖。鼓励小孩在适当的时候进食所需的碳水化合物。当发生低血糖时，鼓励孩子向老师报告。鼓励父母和孩子与同龄儿童和朋友讨论糖尿病的相关问题。

86 在校发生低血糖时如何处理？

在教室、工作间必须预备有随手可及的快速吸收的糖类；孩子在学校发生低血糖时或之后，不得无人陪伴，不得令其步行至医务室；教师必须明白，在低血糖之后，认知功能障碍可能仍会持续几个小时。

87 青春期糖尿病有什么特点？

青春期是从儿童发育到成人的转变期，有一系列青春期的生理学变化，这些变化对糖尿病个体和糖尿病队伍都是一种独特的挑战。虽然大多数青少年对青春期困难的挑战适应很好，但是必须认识到他们的健康保健和情感需要与小年龄儿童或老年人大不相同。糖尿病服务应面向青少年和青年人，并提供特殊设施。糖尿病青春期面临的主要危险如下：由于内分泌激素的改变，糖尿病持续性或进行性的控制不满意；青年人所特有的冒险行为；反复发生的酮症酸中毒；不断加速的微血管并发症进程；向成年人糖尿病中心转诊时不想再进行门诊复查，等等。青春期代谢恶化可能是由于胰岛素剂量未能及时增加，不能赶上身体生长和体重加速的需要，青春期体内多种激素水平的改变；青春期面临的心理和社会问题，遗漏注射胰岛素等因素。这些特点需要父母及糖尿病治疗队伍对青春期患者给予更多的理解和帮助。

88 如何关怀青春期糖尿病患者？

对于青春期糖尿病患者进行治疗很重要的一点是，要提供一种恰当的社会人文环境，以培养青少年与糖尿病治疗队伍间的信任关系，帮助青少年逐渐解决糖尿病治疗与青少年社会性发展和同龄人活动间的矛盾；让青少年明白青春期生理变化的发生及这些变化对胰岛素剂量的影响，对体重控制和饮食调节困难产生的影响；鼓励他们定期筛查早期糖尿病并发症，鼓励青少年依靠自我，越来越多地独立面对专家咨询，自己与专家沟通往往比家长的转达更有效。

89 如何培养青春期糖尿病患者的独立性？

青春期糖尿病患者要始终信任父母，父母和糖尿病治疗队伍要帮助他们转变角色，从家长完全负责过渡到青少年协助治疗，而最终能使青少年进行自我管理。父母及老师要特别关注糖尿病患者，识别他们是否需要特殊的心理咨询。如果需要，要竭力为其提供。

90 对青春期糖尿病患者提供什么样的教育方式？

对青春期糖尿病患者要提供不同的教育机会包括开放式的以青少年为主体的讲座和磋商，提供适用于其年龄的文字材料、录像、使用网络、有同龄人参与的小组学习以及其他诊室外的活动，使青少年能够从错误中得到学习而不要教训他们，鼓励青少年在适当的引导下做出坚持糖尿病治疗的决定。

91 对青春期糖尿病患者的性行为有何建议？

不要对青春期糖尿病患者的性行为进行评判，但要建议其采取避孕措施。在性交之中或之后预防低血糖的发生，在性行为中要注意性卫生，防止念珠菌感染、月经病和性传播性疾病。

92 糖尿病年轻人常用的避孕方法有哪些？

如果糖尿病控制不良的年轻人计划外妊娠则先天畸形、自然流产、死胎、巨大儿的发生率显著增高。当女性患者有性行为时，应该有避免意外妊娠的知识。糖尿病治疗队伍应当理解和尊重个体化的避孕方法的选择。可采取的避孕法有屏障法、口服避孕药和宫内节育器等方法。

屏障法是世界范围内广泛接受的性安全、性传播疾病和艾滋病防疫的方法，年轻人应懂得和接受安全套的使用。安全套提供了对生殖道性传播疾病最大限度的保护并能预防妊娠。女性若加戴避孕膜，则对安全套提供了加倍的防护，但是单独使用，其避孕效果差，并且无防止阴道感染的作用。精子胶可能增加屏障法的避孕效果。

过去认为口服避孕药有副作用，对脂代谢等代谢控制有影响，并增加高血压和血栓性疾病的危险。但新型口服避孕药雌激素含量低并且变换了孕激素，减少了这些危险，只是价格更昂贵。口服避孕药的年轻糖尿病患者应定期监测血压、头痛、情绪改变、乳房改变和生殖道感染等指标及副作用。开始口服避孕药时可能要少量增加胰岛素剂量。如果有痤疮或多毛等问题时，可选择使用含醋酸氯锘甲烯孕酮的口服避孕药。生活方式放纵的年轻人若服仅含孕激素的口服避孕药可能避孕效果不足；如果不希望妊娠，有性行为的年轻人需要预备事后激素类紧急避孕药。

宫内节育器避孕对未产女性不适宜；对性传播疾病无防护作用。

93 社会对 1 型糖尿病儿童应该给予怎样的帮助？

随着孩子的成长，患糖尿病的儿童、青少年具有特殊的和不断变化的需要。普通大众和健康专业人员必须深刻认识并正确对待他们的特殊需要。虽然他们对胰岛素依赖、对食物和营养的需要与成人1型糖尿病患者相同，但他们在生理、医疗、心理和情感方面有着很大的差异。这些差异出现在不同的生长发育阶段，并始终贯穿他们的成长过程。从怀抱的婴儿、步态蹒跚的幼儿到在校的中小学生，随着独立性的发展，必须予以分别对待。儿童如果不能自立，单纯依靠自我管理是不够的，他们必须依靠父母和家庭，因此他们深受周围环境因素的影响（如家庭、兄弟姐妹和同龄伙伴）。如果糖尿病发生于儿童期，那么对个人和家庭的正常关系隐藏着深刻的、摧毁的打击。所有患糖尿病的年轻人有权利获得相应的医疗管理和糖尿病教育。这些医疗管理和糖尿病教育来自糖尿病治疗队伍中的具有专业知识并且懂得患病年轻人及其家庭医疗的心理需要的专业人员。儿童不应该为这些权利而斗争，因为它是社会的责任，即社会应对患病儿童和家庭提供一切必要的支持，包括医疗、社会、公众、政府的各种努力以及企业的资助及支持。

94 儿童和成人糖尿病管理的总体目标和5年目标是什么？

儿童和成人糖尿病管理的总体目标：使糖尿病患者实施自我管理并为管理糖尿病而进行教育。制订健康保健计划、条款和高质量的审核。国家、区域和国际组织应积极传播有关保持健康的信息；促进有关研究；运用研究成果稳步提高健康和生活质量，在数量和质量上接近正常的期望值；通过强化研究努力预防和治疗糖尿病及其并发症。

儿童和成人糖尿病管理的5年目标：以自我保健和社区支持为主，探查和控制糖尿病及其并发症，潜心竭力创造和评定综合计划。在大众和医疗保健人员中，加强糖尿病及其并发症的预防意识。对所有年龄组的糖尿病患者及其家人、朋友、同事及保健人员队伍或专业队伍组织有关糖尿病治疗管理的培训和教育。确保治疗儿童糖尿病的专业人员来源于既管理糖尿病又管理儿童的专业队伍或专业人士，并且患糖尿病的儿童的家庭能够得到必要的社会的、经济的和情感上的支持；加强现有的糖尿病治疗、教育和研究中心的力量；敦促所有糖尿患者，如儿童、青少年、成年人、老年人的独立、平等和自立意识；竭尽全力削除将糖尿患者融入社会的障碍。为预防花费高昂的并发症的发生提供有效的检测工具，采取有效的措施减少并发症。将因糖尿病致盲的新发病人数量减少1/3以上；进入终末期的糖尿病肾衰竭患者的数量至少应减少1/3；由于糖尿病坏疽引起的截肢率应减少一半；通过严格控制糖尿病危险因素减少冠心病发病率及死亡率；使糖尿病妇女的成功妊娠率接近非糖尿病妇女。建立血糖监测控制系统，使用最好的信息技术为糖尿病健康治疗提供质量保证，为糖尿病诊断、治疗和自我管理，提供技术保证。

通过国家的、区域的和世界卫生组织的机构，在糖尿病研究计划和发展方面，也在积极倡导糖尿病患者参与合作的组织方面促进国际合作。在世界卫生组织的"全民健康"计划的精神感召下紧急行动起来，在卫生组织和国际糖尿病协会之间建立连接机构来创建、加速和实施这些目标。

95 在诊断糖尿病时应进行哪些方面的教育？

在诊断糖尿病时首先应解释诊断是如何确立的和发生症状的原因，简要解释糖尿病尚不确定的病因，申明家长没有自责的理由。解释需要立即胰岛素治疗以及胰岛素是如何起到治疗作用的。告知什么是血糖、正常血糖水平、血糖控制目标和监测意义。要掌握的临床技能有胰岛素的注射、血葡萄糖检测的方法、糖尿病饮食计划的制订和实施。通过简要的解释，使其对低血糖有了解，要有随时可得的葡萄糖或蔗糖以缓解低血糖。在患其他疾病时，不要忽略胰岛素治疗。糖尿病患儿在家庭和学校如何进行血糖控制，并解释锻炼的效用。要求患儿随身佩戴具有糖尿病标志的身份卡、项圈或手环。加入糖尿病协会或其他可提供支持的组织。对因诊断而产生的精神心理问题进行调节，并告知急诊电话联系细则等。

96 糖尿病继续教育计划的具体课程是什么？

糖尿病继续教育计划的具体课程：糖尿病病理生理学、流行病学、分类和代谢；胰岛素的分泌、作用和生理；胰岛素注射、类型、吸收、作用-时间曲线、差异和调节；低血糖及其预防、识别和处理治疗，包括胰高糖素的使用；糖尿病病人的营养包括饮食计划、碳水化合物、脂肪、蛋白质和纤维素的调整及配比系统，有关应对特殊情况和外出进餐的营养知识，同时应考虑小儿生长发育的增长所需；有关糖尿病饮食与甜食、饮料、运动锻炼的关系等。

糖尿病的监测包括：糖化血红蛋白和其控制目标；罹患疾病时，高血糖、酮症及酮症酸中毒的防治；微血管和大血管并发症及其预防和定期进行评价；锻炼、假期计划和旅行，包括糖尿病教育假期和营地生活时胰岛素的注射和血糖的控制；各种问题的解决及调整和治疗；不良的生活习惯如吸烟、酒精、毒品等；中小学校及大学的学习、就业和驾驶；性行为、妊娠、分娩和避孕等日常问题。

97 婴幼儿糖尿病教育的特点是什么？

婴幼儿糖尿病患儿接受胰岛素注射、饮食和监测完全依赖于父母或监护人，婴幼儿的饮食从每3小时母乳或牛奶逐渐到添加辅食，到普通食品，饮食量的预见和控制十分困难；低血糖在婴幼儿更常发生，表现会更严重。所以糖尿病教育首先就是教会父母及其他家人低血糖的预防、识别和处理。

98 学龄儿糖尿病教育的特点是什么？

患儿从帮助父母开始学习血糖的检测、胰岛素的注射，继而学会进行胰岛素自我注射和糖尿病监测的技能，学会识别低血糖症状和懂得如何自我处理。患儿应根据学校的课程、饮食、锻炼和运动进行相应调整以适应学校的生活。劝告父母逐渐培养孩子的独立性并过渡到移交全部责任。

99 青春期糖尿病教育的特点是什么？

这一时期糖尿病教育的重点在于解决随意饮食、疾病、运动和低血糖等问题。要他们确实理解和接受糖尿病青少年肩负的任务，督促提高独立性和自我管理责任感。糖尿病教育者要与患者倾心讨论情感问题和同龄人的争论话题，与患者商讨近期控制目标、最终目的和首要问题。建立向成人医疗服务的转诊制度。

100 糖尿病患儿假日以及营地教育有何意义？

营地的最早介入是帮助那些在家庭中没有权利的儿童，数年来为糖尿病儿童及青少年组织的特殊的夏令营和教育性假期，在世界许多地区已经证明是糖尿病治疗非常重要的方面。就改善自我管理技能、自信心和增强独立性而言，营地教育对所有背景的儿童及青少年在短期内均有效。

101 糖尿病患儿假日以及营地教育的基本目的是什么？

假日以及营地教育的基本目的是为糖尿病儿童及青少年提供安全环境、充分享受轻松快乐的假期，使年轻人真正参与一个有趣而又令人兴奋的活动，以证明他们有应对糖尿病各种情况的能力。

102 假日以及营地教育有哪些好处？

通过在假日以及营地教育的社会和实践技能经验的学习，使患儿获得自信和独立性，减少孤独感；学习如何更好地进行糖尿病自我控制，与其他年轻人分享离开家庭环境的经验。使患儿父母得到解放；同时对组织和领导者也具有教育意义。

（一）糖尿病急性并发症

1 什么是糖尿病急性并发症？

糖尿病急性并发症是指糖尿病代谢控制较差时，较短的时间内出现的并发症。当血糖低时，它们通常在数分钟到数小时内发生；当血糖太高时，它们通常在数小时到数天内发生。这些并发症包括有低血糖症、糖尿病酮症酸中毒、感染、糖尿病非酮症性高渗性昏迷等。

2 什么是糖尿病酮症酸中毒？

糖尿病酮症酸中毒是身体没有足够的胰岛素，血糖太高导致的一种情况。胰岛素帮助身体的细胞使用糖作为能量。如果没有足够的胰岛素，身体就必须用脂肪作为能量的来源。

当身体用脂肪作为主要的能量来源时,肝脏分解脂肪产生的物质叫酮体。如果这种情况发生在糖尿病孩子的身上,身体产生的酮体太多会超过身体的处理能力。这样血液和尿液中的酮体增加,引起酮症酸中毒。血中酮体越多,酸中毒越重。如果身体没有足够的胰岛素,酮症酸中毒得不到治疗,会出现意识丧失(昏迷),甚至死亡。

3 糖尿病酮症酸中毒如何诊断?

患者住院以后,应当尽量调查糖尿病酮症酸中毒的原因,并且应当除外显著的感染。应当进行如下的诊断程序:①确定血糖水平,并且进行酮体测试;②将血液标本送往实验室,进行血糖、肝肾功能、电解质检查,进行血气分析、血常规、尿常规等检测。③根据医生的要求进行其他必要检查。

如果血糖高、尿液检测显示大量尿糖和尿酮体,血气分析显示患儿血 pH 值<7.3,HCO_3^-<15mmol/L 时,即有酮症酸中毒存在。

4 酮症酸中毒如何治疗?

酮症酸中毒是儿童糖尿病急症死亡的主要原因,是一种急诊情况,必须针对高血糖、脱水、酸中毒、电解质紊乱和可能并存的感染进行综合治疗并且开始必须每小时进行床旁血糖监测。

5 哪些因素会诱发酮症酸中毒?

当糖尿病孩子遭遇很大压力、出现情绪波动、呼吸道或消化道感染、进食过量时会诱发酮症酸中毒。很多孩子发生酮症酸中毒,才发现糖尿病。已经诊断 1 型糖尿病的孩子在胰岛素用量严重不足时也可能出现酮症酸中毒。以上因素中,以感染为最常见的诱因。

6 酮症酸中毒早期有哪些表现?

当血糖升高到一定程度,尿中出现酮体时,就会向酮症酸中毒发展。如果情况继续发展,会出现以下表现:严重口渴、尿频、口唇干燥、疲倦乏力。如果出现血糖超过13.3mmol/L(240mg/dl),并且尿酮连续数次阳性(只要血糖为 13.3mmol/L 或超过 13.3mmol/L就应检测尿酮体),或虽然尿酮体阴性但血糖高于 13.3mmol/L 超过 24 小时,应赶快到医院就诊。及时治疗可以避免酮症酸中毒恶化。

7 为什么糖尿病孩子酮症酸中毒时会腹痛？

糖尿病孩子酮症酸中毒时的腹痛可以非常剧烈，以至于经常被误认为是急腹症收到外科的急重症病房。腹痛的原因与组织缺乏可以使用的能量有关，人体全身组织的正常工作离不开氧和能量，能量主要来源于血糖，但没有胰岛素时，血糖无法进入组织细胞为身体所用，而只能在血管中循环，血糖很高，但组织却没有能量可用，只能暂时靠分解脂肪供能。脂肪供能亦不足时，组织能量缺乏加上酸中毒，便引起腹痛。

8 酮症酸中毒严重时有哪些表现？

会出现腹痛、恶心、呕吐、厌食、全身疼痛、呼吸困难、呼出气体有烂苹果味。

9 糖尿病患儿出现哪些症状应警惕酮症酸中毒？

表现为精神萎靡、意识模糊甚至昏迷，呼吸深长，有酮味，节律不整，口唇樱红，恶心、呕吐、腹痛，皮肤弹性差，眼窝凹陷，甚至休克等。

10 酮症酸中毒出现时应该如何进行监测？

酮症酸中毒早期表现：①每 4 小时或更短时间检测 1 次血糖。②1 天至少检测尿酮体 4 次。③将所有血糖和尿酮体检测结果详细记录下来。④记录所有不适，呕吐、腹泻或可能的发热。⑤1 天测 2～3 次体重以观察有无脱水。测体重时应排空膀胱并脱去多余的衣服。⑥监测安静状态下每小时的呼吸次数。

11 糖尿病患儿在什么情况下应该马上去医院就诊？

有下列情况出现时，马上去医院就诊：如果有酮症酸中毒的早期表现（总是口渴、尿频）、血糖高于 13.3mmol/L 超过 24 小时；如果血糖连续两次超过 13.3mmol/L 伴有尿酮检测中量至大量酮体；如果血糖超过 13.3mmol/L 伴有任何酮症酸中毒晚期表现。

12 尿酮体检测有什么意义？

正常情况下，细胞利用糖作为能量，保证身体的正常运转，这时检测尿里的酮体（丙酮）为阴性（即试纸不改变颜色）。如果机体不能利用糖，尿里的酮体的检测结果是阳性，表明尿中有酮体，说明身体在利用脂肪而不是用糖作为主要能量来源。血糖升高伴有尿中出现酮体可能是糖尿病酮症酸中毒（DKA）的早期信号。这是个危险的信号。

13 糖尿病酮症酸中毒是小问题吗？

糖尿病酮症酸中毒是非常严重的疾病，表现为恶心、呕吐、腹痛和脱水，如果不及时治疗甚至可出现昏迷、死亡。糖尿病酮症酸中毒提示可能需要胰岛素治疗。

14 哪些情况会引起尿酮体阳性？

可以引起尿酮体检测阳性的情况：饥饿、感染（轻度或重度）、胰岛素剂量过小、情绪压力、外伤或疾病、非糖尿病情况下减肥饮食。

15 什么时候应该检测尿酮体？

尿酮体检测应该在以下情况下进行：当出现生病如发热、感冒、呕吐时；当血糖超过 13.3mmol/L 或更高；如果尿酮体检测是阳性，则应每 4 小时检测一次直到正常；一定要遵守医生的嘱咐；如果尿酮体持续高（中等量至大量）或一直不舒服，马上到医院就诊。

16 检测尿酮体应该如何留尿？

要求留取新鲜的标本，这时应注意以下几点：先排掉膀胱中现有的尿，不要留取。等待 15～30 分钟，再排尿，用清洁的容器接取，用于检测。

17 检测尿酮体需要准备什么物品？

尿酮体检测纸片；用杯子接新鲜尿液（也可以直接尿湿测试条）；尿酮体检测筒或筒包装纸上比色用的彩色标准图条；糖尿病日志或记录本；带秒表的表或钟；钢笔或铅笔。

18 检测尿酮体的步骤如何？

取出一根测试条，重新盖好瓶子并拧紧盖子。快速将测试条浸入新鲜尿中。在盛尿容器的边缘轻轻拭去多余的尿。对着钟表等待 15 秒。马上与彩色标准图条的颜色做比较。洗手。在记录本上记录结果和检测时间。记住：尿酮体阳性是一个危险信号。

19 尿酮体检测的检测物品应该如何存放？

如果暴露在高热、光照或潮湿的地方检测物品可能受到损坏。应该注意：开启新一盒检测条时应在包装盒上标明日期，有效期到后丢弃。将其存放在阴凉的药柜或抽屉内，室温不超过 30℃，拧紧盖子。存放在孩子够不着的地方。不要冷冻。不要存放在浴室。不要丢弃尿酮体检测试纸条盒中的干燥剂（它可使检测条避免潮湿的影响）。不要将检测条从原装的盒子转放到其他的容器中。在使用之前不要打开包装。

20 购买尿酮体试纸要注意什么？

查看检测物品的有效期；不要购买没有注明有效期的检测物品；不要使用过期的检测物品；及时更换新的检测物品。

21 什么是低血糖（胰岛素反应）？

由于血糖浓度具有一定的生理性波动和正常人群对血糖的耐受力有差异，临床上将空腹血糖浓度低于 2.8mmol/L（50mg/dl）称为低血糖。低血糖不是一种独立的疾病，而是一种生化异常的表现。

低血糖是胰岛素治疗最常见的并发症，也叫胰岛素反应或胰岛素休克。

当血糖水平太低时会引起低血糖反应。没患糖尿病的正常人，血糖低时会引发身体停止制造胰岛素并释放贮存的糖。1 型糖尿病胰岛素治疗时，由于胰岛素是注射得到的，所以以上机制不会出现。大多数胰岛素依赖型糖尿病患者当血糖低于 3.9mmol/L（70mg/L）时会出现胰岛素反应。葡萄糖是脑的主要能量来源。血糖水平的突然下降会让患者感到注意力难集中、有点紧张或抖动。每个人的症状都可以不一样。患者的症状可能取决于血糖下降的速度和对低血糖的反应。在食物、胰岛素注射和体力消耗之间找到平衡是控制糖尿病的关键。

22 低血糖的表现有哪些？

血糖浓度过低，影响各组织细胞尤其是脑细胞的能量供给，就会出现一系列的低血糖症状，如饥饿、疲倦、乏力、精神不集中、头晕、心悸、脸色苍白、出冷汗、手颤等，严重时出现幻觉、躁动、惊厥、神志不清，甚至昏迷（低血糖休克）、死亡。

23 低血糖有什么危害？

葡萄糖是哺乳动物细胞代谢的主要能量来源，各种原因导致血糖浓度低于正常水平，称为低血糖症。年龄小、发育中的脑组织对低血糖尤为敏感，反复发作或持续性低血糖可产生严重不可逆性损伤，有引发继发性癫痫的潜在危险。低血糖的及时诊断和治疗极为重要。短时间的多次发作，对孩子的日常生活也会造成严重影响，会出现意识障碍和认知缺陷、发作时容易发生损伤和事故。

24 什么是非糖尿病孩子的低血糖症？

低血糖症是由于各种代谢紊乱引起的血糖水平降至生理低限以下并出现一系列临床

症状的临床综合征，诊断标准为全血血糖婴儿和儿童低于 2.2mmol/L，出生 3 天内足月新生儿低于 1.7mmol/L，早产儿或小于胎龄儿低于 1.1mmol/L。

25 什么是糖尿病孩子的低血糖？糖尿病孩子的低血糖值与正常人一样吗？

对糖尿病儿童没有统一和一致的低血糖定义。理论上，低血糖是一种使正常的神经功能开始下降的血糖水平，不同的孩子出现低血糖临床表现的血糖水平也不尽相同。实际上，在某一血糖水平，神经功能下降可以有症状，也可能没有症状，因为个体间出现症状的情况不同，随时间和状况不同也不同。一般血糖低于 3.9mmol/L（70mg/dl）就会引起反调节激素的改变。临床常用 3.9mmol/L（70mg/dL）作为低血糖处理的临界值。

26 发生低血糖如何处理？

患者身边应该准备一些糖果、饼干、巧克力，在有低血糖早期表现时及时进食，必要时静脉输注葡萄糖液，并使用升血糖药物如胰高血糖素，以快速提升血糖浓度，供给基本能量需要。当症状改善后应查明原因和诱因，进行对因治疗。

27 糖尿病低血糖症状出现的原因是怎样的？

低血糖的临床表现主要与两方面因素有关，即血糖浓度下降引起的自主神经系统兴奋及肾上腺素释放（饥饿、双手双腿颤抖、心悸、焦虑、苍白、出汗），和血糖进一步降低引起的大脑葡萄糖利用耗竭（认知障碍、思维损伤、情绪改变、激惹、眩晕、头痛、乏力、意识错乱、后期惊厥和昏迷）。反复低血糖发作者的肾上腺素释放反应迟钝或缺乏，中枢神经系统症状可为首发表现。持续、严重低血糖可导致永久性神经或精神损伤。

28 糖尿病儿童的血糖低限最好维持在什么水平？

认知障碍的血糖阈值通常在 2.6～3.5mmol/L（血浆血糖 3.1～4.0mmol/L）。神经低血糖可发生在自主神经兴奋之前（引起自己不能感知的低血糖）。所以，建议糖尿病儿童应该把血糖维持在 4mmol/L 以上。

29 低血糖的原因有哪些？

常见低血糖的原因：①胰岛素使用剂量过大。包括血糖已经下降时未及时减少胰岛素用量，高血糖后追加量过大等。②空腹时间过长或注射餐前大剂量后未进餐、延误进餐。③非胰岛素依赖性葡萄糖消耗增多，常见于运动后。④饮酒致内源性葡萄糖生成减少，自身胰岛素分泌增加。⑤胰岛素敏感性增高（如强化治疗、凌晨运动、体重下降等）。⑥应激状态消失。如感染、创伤、手术后等应激状态恢复后未及时减少胰岛素用量。⑦胰岛素吸收高峰提前。如注射部位由吸收较慢的大腿等部位移至吸收较快的腹部，洗热水澡、桑拿浴导致血液循环加快等。⑧苏木金现象。就是应用胰岛素治疗的糖尿病患者，在午夜发生中度低血糖时，机体对抗低血糖激素的增加，如肾上腺素、生长激素、糖皮质激素、胰高糖素等，使血糖上升。发生这种现象，尽管空腹血糖不是很高，低血糖后的胰岛素抵抗可以持续数小时，引起餐后高血糖。如患者醒后内衣潮湿或有饥饿感，或诉有夜间噩梦，应想到低血糖可能。对于清晨空腹尿酮阳性的病人或空腹血糖正常的嗜睡患者，也应考虑苏木金现象可能。⑨药物导致低血糖。应用胰岛素泵时，应该减少胰岛素用量或减少口服药物用量。ACEI 类、β受体阻断剂、水杨酸类制剂、乙酰水杨酸类等也可能引起低血糖发生。⑩胰岛素泵操作错误。大剂量输注错误、误调基础率以及临时基础调节错误等。

30 什么是低血糖的自主神经症状？

当血糖降低到某一阈值浓度时，下丘脑自主神经中枢触发自主神经的放电，包括交感神经和副交感神经。低血糖症状中出汗、震颤和其他的症状，是自主神经活动的表现。如果低血糖症被纠正，这些来自自主神经系统的症状，充当了"警告症状"，这些症状可以预防严重低血糖症的发生。

31 什么是神经低血糖症状？

大脑主要依靠葡萄糖作为其唯一的能量来源。急性的葡萄糖的缺乏，将使大脑的功能迅速地受到干扰。在低血糖症的早期阶段，患者出现的识别能力的缺陷和严重的判断能力的不足，是由患者家属或同事首先发现的，而不是受侵犯的患者本人。若没有及时纠正，到低血糖晚期阶段，糖尿病患者可能会发生意识丧失。

32 糖尿病患者的家人应该学会识别低血糖吗？

糖尿病患者、家人和朋友都需要知道低血糖表现和处理办法，这样他们才能在患者出现低血糖时及时识别并给予患者帮助。

33 如何识别夜间低血糖？

较多见，常常持续时间较长，通常是无症状的，也不打乱睡眠方式。在睡眠中可能反调节不良。假如出现以下情况需要怀疑：早餐前血糖低，意识状态模糊，噩梦、夜间惊厥，或思维障碍、虚弱无力、情绪改变、清醒时头痛。夜间血糖维持在 3mmol/L 以上，逐渐降低，可能随后发生无感知性低血糖。

34 如何发现夜间低血糖？

夜间定期检测血糖是唯一的确定低血糖的方法。睡前血糖水平不能预见夜间低血糖，而睡前至午夜之间进行血糖检查可增加预见性。

35 如何预防和处理夜间低血糖？

对于夜间发生的低血糖的治疗包括：①在睡前加点心；②减少胰岛素的剂量；③调整胰岛素的注射时间，或者晚间的胰岛素注射时间可以由晚餐前注射改到睡前的注射；④改变胰岛素的类型，如将中效胰岛素改为长效胰岛素。在制定这些调整时，应当使这些调整与睡前和晨起空腹的血糖监测相结合。

36 什么是无感知的低血糖症？

在有些患者中，低血糖水平并不会引起诸如震颤、饥饿感或心悸的警告症状。这种情况被称之为无意识性的低血糖症。低血糖症症状的缺失有可能是由于反调整激素如肾上腺素不适当地释放所造成的。长期的糖尿病会伴随有无意识性低血糖症的发生。对于有无意识性低血糖症的糖尿病患者，应当频繁地进行血糖的监测，以防止严重的低血糖的发生。

37 低血糖的患者自己有什么感觉？

患者会觉得虚弱、十分饥饿、恶心、欲吐、欲睡、紧张、视力模糊，甚至头痛、腹痛、唇舌发麻、冷汗、神志模糊、易怒。如果患者有以上这些症状，马上测血糖，如果可能，马上处理低血糖。

38 糖尿病患儿低血糖时家人会看到什么症状？

家人会发现患者有以下变化：出冷汗、面色苍白、个性改变、身体不协调、没反应、抖动或颤动、易怒、欲睡。发现以上这些症状，应该马上为患者测血糖，如果可能，马上处理低血糖。如果这些症状不处理，可能会出现意识丧失（昏迷）。

39 低血糖严重度如何分级？

低血糖按程度分为轻度（1 级）、中度（2 级）和重度（3 级）。轻度指孩子自己能感知、有反应，可以自我处理的低血糖。中度是孩子不能应对低血糖反应，需要其他的人帮助才能改善，但口服葡萄糖含糖饮料可能成功。重度指孩子处于意识模糊、意识不清或昏迷状态，伴有或不伴有惊厥。可能需要胃肠道外治疗，如注射胰高血糖素或静脉输注葡萄糖。

40 轻度低血糖有些什么表现？

轻度低血糖症是早期的警告。轻度指能感知低血糖症状体征并可被糖尿病患者本人或其家庭成员处理。5～6岁以下的孩子因通常不能自己处理，很少能归为此级。临床表现和症状较轻微，如焦虑、心跳加速、唇舌发麻或有刺痛感、饥饿、易怒。

41 轻度低血糖如何处理？

可选择以下方法之一：一小杯果汁或软饮料（100ml可乐相当于10g葡萄糖）；3满茶勺的糖、蜂蜜或者3～5块软糖；5g的葡萄糖片。如果在10～15分钟内症状没有改善，需要重复以上剂量。应当意识到，如果不能准时进食下一餐或加餐时，在痊愈后，可以吃一些缓慢吸收的碳水化合物，如苹果或一片面包。治疗确切的剂量是因人而异、因实际情况而不同的。

42 中度低血糖有什么症状？

中度低血糖能感知低血糖的症状和体征，但需要他人的帮助，口服治疗即可缓解。表现为发抖、意识模糊（混乱）、头痛、视力模糊、欲睡、恶心、出冷汗、个性改变、身体不协调（不能正常走路）。

43 中度低血糖如何治疗？

应选择以下方法之一：1杯果汁或软饮料；两大汤匙糖、蜂蜜，或6～7块软糖；7～10g葡萄糖片。注意：如果在10～15分钟内症状没有改善，重复以上治疗。

44 处理低血糖还要注意什么？

①如果第一次处理后15分钟内没有开始好转，测血糖并马上重复口服糖治疗。②症状改善后，应该吃半个面包，喝半杯牛奶。如果这时接近加餐或吃饭的时间，马上吃掉这餐的食物。③在重新开始玩耍、锻炼或进行紧张的活动之前一定要充分休息好。④重新检测血糖，确认已经回到正常范围。⑤如果不能确定是低血糖，当时也无法检测，最好当低血糖治疗，吃下15g碳水化合物，15分钟内情况就会好转。

45 重度低血糖有什么症状？

重度低血糖处于意识模糊、意识不清或昏迷状态，有或无惊厥，并且需要胰高糖素或葡萄糖静脉输注才能缓解。

46 重度低血糖如何治疗？

不要尝试口服给糖，应立即就近送医，及时告知接诊医生孩子的疾病史，静脉用糖或者鼻饲。注意：如果孩子在抽搐或痉挛，不要制止他或她，但要确认孩子所处的位置和体位是安全的。曾经有个小糖宝，住院期间是爸爸、妈妈照顾的，孩子被照顾得很好，爸爸、妈妈关于糖尿病的知识也学习得不错，后来出院了。有一天，爸妈有事将孩子交给爷爷、奶奶带，孩子发生了低血糖，爷爷、奶奶不知道怎么办，没有进行处理，也没有就近就医，而是带着孩子跑到很远的大医院，就这样错过了最佳抢救时机。所以，切记任何时候不要让孩子陷入重度低血糖，但如果万一发生了，请一定就近就医。

47 运动一定会出现低血糖吗？

当胰岛素适量时，运动会降低血糖，不同个体、不同状态出现的时间不同，在运动后即刻出现或者运动后几小时出现。当由于胰岛素不适量而血糖高时，锻炼可能进一步增高血糖。只有依据年龄、体格大小、个体经验来探索每个人自己的规律。提前补充碳水化合物或调整胰岛素用量。

48 如何做才能兼顾运动和血糖？

进行血糖监测，提供锻炼或运动之中及之后的血糖水平信息，以进行个体化管理。糖尿病年轻人应在熟悉低血糖识别和治疗的陪伴者或教练的陪伴下，并且在具有能立即提供快速吸收的碳水化合物条件下才可以进行剧烈锻炼。

49 如果孩子丧失知觉或对口服糖治疗无反应时如何治疗胰岛素低血糖反应？

①如果对口服糖治疗无反应，应该注射胰高血糖素。胰高血糖素是处方药，与胰岛素的给药方式一样，在手臂、大腿或臀部注射。一般剂量是 0.5mg 或 1mg，取决于孩子的体重。它是通过使肝脏释放出储存的糖（肝糖原）进入血液来起作用的，药物应该随时带在身边。②一旦孩子醒过来（有反应）就应该进食糖类食物，例如果汁，接着吃维持时间长的热量食物，如牛奶、面包或水果。③检测血糖并记录治疗情况和结果。

50 如何更好地预防低血糖发生？

虽然胰岛素反应可以治疗，但最好的方法是预防其发生。大多数孩子会发生轻微的低血糖。要了解低血糖的表现。胰岛素反应可能在任何时候发生，最容易出现在运动量加大及胰岛素作用的峰值时。应该随身携带糖和胰高血糖素急救药盒。当胰岛素反应经治疗已经好转、血糖又回到正常范围时，回忆并寻找引起血糖下降的原因。以防止类似情况再发生。将发生的情况记录在糖尿病记录本上。将所有情况告知糖尿病治疗队伍，如果必要，可能调整治疗。患者要记住随时佩戴标记糖尿病的项链或手链，或在包内携带医疗标识卡。有经验的人看到标识卡就可能帮助患者。

51 为什么糖尿病孩子身边都应备有胰高血糖素？

胰高血糖素是用来治疗低血糖的药物，它是一种激素，能使肝脏向血液释放储存的糖（糖原）。当孩子低血糖，意识恍惚或恶心欲吐，不能喝果汁或吃糖类的东西时，必须给他（她）注射胰高血糖素。每位用胰岛素的患者身边都要备有胰高血糖素。胰高血糖素是非常安全的药物，即使过量也没有危险。过量时孩子会恶心、呕吐，这是正常的胰高血糖素的副作用。

52 胰高血糖素的常用剂量是多少？

体重 25kg 以下的孩子常用剂量是 0.5mg（1/2ml），体重 25kg 以上的孩子常用剂量是 1mg（1ml）。

53 什么时候使用胰高血糖素？

逐条对照一下，如果孩子有以下 6 条症状并且无法口服各种糖类（例如果汁、糖果、糖块、糖冻）：不安、神志恍惚、身体不协调（站不稳）、头痛、痉挛、糊涂，应该注射胰高血糖素。

①将孩子侧卧或面朝下躺着，并将脸枕在手臂上以预防呕吐时呕吐物引起窒息。②如果可能的话，检测血糖。③马上注射胰高血糖素。注射后 15 分钟孩子应该感觉好多了。④如果注射胰高血糖素后 15 分钟症状无缓解，马上送医院。⑤一旦孩子能够喝果汁或任何含糖饮料，马上给他喝。然后给他吃半个肉或奶酪的三明治并喝 1 杯牛奶。⑥将这一情况、当时的表现及处理结果记录在糖尿病记录本上。⑦次日带孩子去医院，告知内分泌专业医师并寻求预防的办法。

54 孩子对胰高血糖素没有反应要考虑什么？

如果糖尿病昏迷是由酸中毒而不是由胰岛素反应引起的，孩子对胰高血糖素不会有反应，应马上就医以治疗酸中毒。

55 注射胰高血糖素需要的物品有哪些？

胰高血糖素急救盒（包括装胰高血糖素粉剂的药瓶和注射器）；可以随意使用的注射器（1ml 或 2ml）带 25/26 号针头或 100U（1ml）胰岛素注射器；酒精棉球；棉球或干燥的手纸；止血贴胶；结实的容器（盛放用过的注射器）。

56 注射胰高血糖素的准备工作有哪些？

①洗手。②阅读胰高血糖素药瓶上的标签。检查有效期。③揭掉胰高血糖素药瓶的封口标签。④取下装满液体的注射器的针头盖子。⑤将装满液体的注射器的针头插入胰高血糖素药瓶的瓶塞。⑥将装满液体的注射器的针头继续插入瓶内。⑦向下推活塞，将注射器内的所有液体打入胰高血糖素药瓶内。⑧注射器的针头留在瓶内不动，轻轻摇动药瓶。胰高血糖素药粉将很快溶解，瓶内液体变得清亮。⑨将瓶子倒过来，向注射器内抽取需要量的胰高血糖素（体重 25kg 以下的孩子 0.5mg（1/2ml），体重 25kg 以上的孩子 1mg（1ml））。⑩注射器的针头仍留在瓶内不动，轻轻敲击注射器以让注射器内的气泡上升。小心推动活塞将气泡排出。再次确认药物的剂量是否正确，然后退出注射器。轻轻将针头盖盖上，准备注射。

57 怎样给糖尿病患儿注射胰高血糖素？

（1）注射。①胰高血糖素应该肌肉注射，应该在腹股沟和膝盖之间的大腿外侧选择注射部位，这一位置适合任何年龄的孩子（手臂和臀部的注射部位也可以用）。②婴幼儿：将孩子夹在身体和手臂之间，确认能完全控制他（她）的腿不动。大孩子：向孩子解释要干什么及为什么要这样做。让孩子侧卧，将脚向内放松大腿肌肉。③用酒精棉球清洁注射部位皮肤。固定注射部位，将针以 45°～90°的角度快速刺入皮肤，进入肌肉，慢慢推动活塞到底部。④注射器内的药物全部给完后，拔出注射器，用干的手纸或棉球压住注射部位几秒钟。处理用过的针头和注射器。⑤让孩子侧卧以防他（她）呕吐。⑥将止血胶带贴在孩子的注射部位，观察孩子症状改善的情况。在 15～20 分钟内孩子应该好转，如果还没醒过来，送医院。

（2）处理用过的针头和注射器。①不要重复使用用过的针头。不要将针头折弯或折断。不要将针头从注射器上取下。②将用过的注射器连同针头丢入结实的带盖的容器，如用过的咖啡罐、厚实的塑料清洁剂瓶或漂白粉瓶（或在药店买的"锐器"丢弃盒）。③不要让容器太满。当盛到快满时，盖上盖子，装入褐色的纸袋并系紧袋口，贴上"锐器"的标签。与当地垃圾处理部门确认处理方式。

注意：注射器和针头只能使用1次。一定要将注射器及其他物品放在孩子或其他可能滥用的人拿不到的地方。

58 如何储存胰高血糖素？

将所有用品储存在干燥并且孩子或其他可能滥用的人拿不到的地方。每月检查胰高血糖素瓶子上的有效期。如果胰高血糖素急救盒过期，扔掉并购买新的药盒。

59 低血糖的预防措施有哪些？

①监测血糖。血糖波动较大、生活环境、生活规律、身体状况发生变化时每天至少监测4次以上，及时发现血糖波动规律，调整胰岛素用量。②生活尽量保持规律。包括饮食、运动、睡眠等，平时应制定自己的生活作息时间表，尽量按照计划安排生活。学会计算主要食物的碳水化合物含量及能量，并熟悉自己进食常见食物血糖变化的规律。③了解自己的胰岛素敏感程度。即注入1U追加量可以降低的血糖数，同时了解活性胰岛素的概念，即使发生高血糖体内仍然存在未用完的胰岛素，在高血糖追加大剂量的同时防止追加过量。如果有条件，可以选择具有大剂量计算功能的胰岛素泵。④掌握自己运动时血糖变化的特点，运动尽量也按照计划的时间和运动量进行，运动量增加应该事先调整临时基础率或者进食，运动时出现低血糖症状及时测血糖并补充糖类食物，运动后测血糖，了解血糖变化规律。⑤睡前血糖控制于6~8mmol/L，经常发生夜间低血糖的患者睡前血糖应该控制在8mmol/L左右，如果睡前血糖低于这个数值，应该适当进食牛奶等食物，防止夜间发生低血糖。⑥外出时随身携带糖类食品和胰高血糖素。⑦对于经常发生无症状低血糖患者，应放松血糖控制标准，减少低血糖发生，逐步恢复机体对低血糖的反应。⑧随身携带急救卡，卡上注明自己为糖尿病患者，出现意识障碍、昏迷可能为低血糖，并写明糖类食物放置位置，严重时需要送医院急救。

（二）糖尿病慢性并发症

1 糖尿病慢性并发症有哪些？

糖尿病慢性并发症主要为大血管病变（心脏病、高血压、脑血管意外及下肢血管病变）、微血管病变（糖尿病视网膜病变、糖尿病肾病）、神经病变等。以累及心、脑、肾等生命器官和危害严重为特点，是糖尿病防治的重点和难点。

2 糖尿病慢性并发症的危害怎样？

糖尿病慢性并发症涉及微血管和大血管。糖尿病能在小血管中引起一些变化，即微血管并发症。这些血管在眼睛和肾脏中特别丰富，损伤开始于分子水平，然后波及大一点的结构如细胞，大量细胞受损时，损伤出现于器官如眼睛、肾脏和神经，由此可以引起失明和肾衰竭。而糖尿病的大血管并发症，糖尿病动脉粥样硬化的发展，将导致中风、心脏疾病和截肢发生频率的增加。这些并发症的治疗，将使患者支出高昂的治疗费用，严重损害受累患者的生活质量，并且对患者的生命构成了潜在的威胁。需要早期预防和治疗。

3 儿童1型糖尿病患者有发生微血管并发症的危险吗？

糖尿病儿童及青少年有进展为微血管病的危险。早期血管病变是无临床表现的，但是可以被敏感的检测方法检测出来。青春前期阶段是糖尿病血管损害的高危时期。青春期会加速微血管并发症的进展。改善血糖控制可以减少视网膜病变、肾脏病变和神经病变。

4 微血管并发症有哪些危险因素？

幼年起病、糖尿病病程长、血糖控制不良、糖尿病并发症家族史、血压增高（并非一定达到高血压诊断水平）、吸烟、腹部脂肪程度都是微血管并发症的危险因素。明白了这些危险因素，就知道控制血糖是糖尿病患者必须的选择。

5 什么时候能够告诉糖尿病患儿慢性并发症的可能性？

糖尿病教育的一个基本部分是使每个糖尿病家庭都明白：糖尿病儿童及青少年存在长期并发症的可能性。所以要重视血糖的控制和糖尿病的精心治疗和按时随访。至于什么时候告诉孩子，应该根据孩子的理解力和成熟水平，在适当的时候以适当的"速度"告知孩子。

6 控制血糖就可以减少微血管并发症吗？

是的。从发病时，就应确定糖尿病治疗的目的是获得尽可能好的血糖控制以减少微血管并发症的危险。维持并且不断改善血葡萄糖控制水平，可减少微血管并发症。糖尿病强化治疗试验发现：糖化血红蛋白每降低 10％（如糖化血红蛋白从 8％ 降到 7.2％）则并发症的危险性下降 44％。虽然目前尚无不发生糖尿病并发症的糖化血红蛋白阈值，但每 3 个月监测糖化血红蛋白并尽量控制在正常范围是糖尿病患者及家庭应该努力做到的。

7 哪种糖尿病眼病是引起患者致盲的主要原因？

糖尿病视网膜病是青年和老年人致盲的最常见原因。早期视网膜病变是无临床症状的，但是在 10 年以上病程的糖尿病年轻人中，很大一部分可以被敏感的检测方法（如眼底立体相和荧光血管造影）探查出来。在许多儿童中心是不做荧光眼底血管造影的，但它是一个早期功能性视网膜血管异常的敏感探查方法。早期功能性视网膜血管异常在代谢控制改善后是可逆转的。有很好的证据表明：非侵入性的系列性的立体眼底相在监测视网膜病变时同样有效。

8 糖尿病视网膜病变有哪些类型？

早期或背景视网膜病变：微动脉瘤、出血、硬性和软性渗出、视网膜内微血管异常。背景视网膜病变是非视力威胁性的，它可能多年稳定，可能有时有好转，或可能进展到更严重的视网膜病变。

9 视力威胁性视网膜病变有哪几种？

视力威胁性视网膜病变包括黄斑水肿（儿童少见）、前-增殖性视网膜病变（血管堵塞，进行性视网膜微血管异常，视网膜神经层梗塞引起毛絮状斑点样改变）、增殖性视网膜病变（视网膜和/或玻璃体后表面新血管形成）。新血管形成进一步导致视网膜和玻璃体出血、纤维化和继发视网膜脱落，致盲。

10 糖尿病眼病筛查应遵循哪些步骤？

①糖尿病诊断后应很快进行临床眼科检查和眼底镜检查，除外白内障的形成和其他异常。在此早期阶段，眼底检查还给患者提供额外的教育机会，即良好血糖控制可防止眼睛问题的发生。如果检查不完全正常则应该建议眼科专家会诊。②在眼科检查视力以

除外屈光不正和其他与糖尿病无关的问题。③筛查视网膜病变。眼底镜不是视网膜病变敏感的筛查方法。最好通过药物散大瞳孔后，由接受过专门训练的人员（糖尿病专家，专业护士，验光师，眼科专业医师）进行观察。④已经证实，眼底相（最好是瞳孔放大后，几个视野的立体相）是安全、非侵入性和敏感的筛查手段。单纯眼底镜检查不能复制成像。当与以后的眼底相做比较或/和转到其他医院就诊时，摄像比单纯眼底镜检查更有优势。

11 什么年龄应该进行视网膜病变的筛查？

青春期前发病的糖尿病：发病 5 年以后或 11 岁或青春期（无论哪个更早），其后每年 1 次。青春期发病的糖尿病：发病 2 年后，其后每年 1 次。

12 糖尿病远期慢性并发症随访如何进一步监测视网膜病变？

当视网膜病变进展大于 10 个微动脉瘤时，建议请眼科专家解释视网膜相并对其进行评价，而后眼科治疗；若出现更高一级的背景视网膜病变、黄斑水肿或增殖性病变，则需立即请眼科专家会诊治疗。

13 如何预防与干预糖尿病眼病？

改善血糖控制、强烈反对吸烟、鼓励健康锻炼、监测微量白蛋白尿和血压，因为这些因素与青春期视网膜病变相关。若出现视网膜病变，可行眼科专业治疗，激光致凝能有效防止增殖性视网膜病变引起的视力损害；局部激光致凝还可改善黄斑水肿。视网膜病变进展时，应该加用血管紧张素转化酶抑制剂（ACEI）治疗。有时，长时间的血糖控制不满意之后而进行严格的代谢控制，最初可能加重视网膜病变，但之后减少了进一步视网膜病变进展的危险而最终获益。

14 糖尿病还会出现哪些眼并发症？

糖尿病发病后不久即可发生白内障，但较少见。常见在诊断之前有较长糖尿病史的糖尿病青春期少年中发生。糖尿病后期白内障则继发于长期代谢控制不良。血糖大幅度改变时会出现暂时的屈光异常和视物模糊（如诊断之前长时间高血糖之后变为血糖稳定）。青光眼和其他眼部疾病在儿童组很少见。

15 1型糖尿病患者死亡的主要原因是什么？

糖尿病肾病和终末期肾衰竭一直是 1 型糖尿病青年成人死亡的主要原因。最近几十年临床糖尿病肾病下降可能反映某些国家糖尿病治疗和血糖控制的改善。不断增加和持续增高的尿白蛋白排泌可能预示以后将要发生糖尿病肾病。血压增高与糖尿病肾病的发生相关。

16 尿中微量白蛋白在什么水平为异常?

非糖尿病儿童尿白蛋白分泌的第 95 百分位线是 7.2～7.6μg/min。连续 3 次尿样检查中至少 2 次异常确定为持续性微量白蛋白尿。过夜尿白蛋白排泌率（ARE）达 200μg/min，或 24 小时尿白蛋白排泌率（ARE）达 30～300μg/24 小时为微量白蛋白尿。

微量白蛋白尿新的定义是欧洲为白蛋白/肌酐比率（ACR）2.5～25mg/mmol（一次尿），由于女性的肌酐分泌低，女性标准为 3.5～25mg/mmol。北美洲为白蛋白/肌酐比率（ACR）30～300mg/g（一次尿）或白蛋白浓度 30～300mg/1（晨尿）。

在蛋白尿的诊断中应该排除其他原因如肾小球肾炎、反复感染、月经血、阴道分泌物、直立性蛋白尿和剧烈锻炼后引起的白蛋白尿。

17 如何筛查微量白蛋白尿?

应该使用晨尿白蛋白浓度法或一次尿的蛋白/肌酐比率法（ACR）或一段时间的收集法筛查尿微量白蛋白。如果筛查值不正常，应重复取样几次，以证实持续性微量白蛋白尿确实存在。

18 什么年龄应该筛查尿微量白蛋白?

青春期前发病的糖尿病：发病 5 年以后或 11 岁或青春期（无论哪个更早），其后每年筛查 1 次；青春期发病的糖尿病：发病 2 年后，其后每年筛查 1 次。

19 如何监测微量白蛋白尿?

尿筛查值不正常时应该重复，因为儿科研究已经显示持续性微量白蛋白尿有时可以消失；尿白蛋白检测要与血压测量同时进行，至少每年 1 次；血压值应该与年龄百分位图相比较。确定高血压可以用 24 小时可移动性血压监测仪协助；确定持续微量白蛋白尿后，应该筛查视网膜病变、神经病变和血脂代谢。

20 如何预防和干预糖尿病肾损害?

改善血糖控制、戒烟、健康锻炼、不过量摄入营养性蛋白（建议最大量每日 1.0～1.2g/kg）对延缓糖尿病肾损害出现有效。糖尿病患者血压应维持在同年龄组第 95 百分位线以下。

若有高血压，应干预。血管紧张素转化酶抑制剂（ACEI）治疗可以改善持续性和进行性的白蛋白尿，延缓其进展为完全的肾病。持续蛋白尿时，即使没有高血压，也应该考虑使用血管紧张素转化酶抑制剂治疗。血管紧张素转化酶抑制剂的使用必须与肾脏功能监测相结合，在妊娠期禁用。

21 糖尿病神经病变在儿童多见吗？

糖尿病临床神经病变在血糖控制满意的儿童及青少年少见。血糖控制不良的年轻人如果出现麻木、疼痛、痉挛和麻痹的症状，有皮肤感觉异常、震动感及轻触觉异常和踝活动度下降，应该考虑出现了亚临床神经异常，应该给予严密的监测并改善其血糖控制。

22 糖尿病大血管并发症的患病率高吗？

大血管疾病是心血管系统中，中等或者较大的动脉血管受累导致的疾病。主要受累的器官是心脏、肾脏、大脑和下肢。心血管疾病是最常见的，与非糖尿病人群比较，在糖尿病患者中，它发生得更早，并且更加广泛和严重。

与非糖尿病者比较，男性糖尿病患者中冠心病（CHD）的病死率增加了 2 倍，而女性患者的病死率增加了 4 倍。糖尿病病程超过 30 年、诊断时年龄在 40 岁以上的患者中，由于心血管疾病造成的死亡非常显著。总的来说，在糖尿病患者中，总死亡的 50%～60% 是由于心血管疾病所造成的。糖尿病患者急性心肌梗死的病死率是总人群的两倍。糖尿病、高血压、高胆固醇血症和吸烟之间的交互作用是心血管疾病造成的死亡的主要原因。

23 大血管并发症的危险因素是什么？

心血管疾病普遍的危险性包括吸烟、肥胖、高脂血症、高血压、胰岛素抵抗、凝血功能和血小板的异常、缺乏锻炼、阳性的家族史。

24 糖尿病大血管并发症发生与哪些因素相关？

糖尿病大血管疾病如冠状动脉粥样硬化病在儿童及青少年不常见，但是它确实开始于儿童早期。糖尿病、血脂异常、高血压、肥胖和吸烟可加速大血管疾病的发生。大血管并发症是糖尿病成人早亡的最常见原因。

25 如何减缓糖尿病大血管病的进展？

糖尿病大血管病的进展通过改善糖尿病的代谢、控制血压、治疗血脂异常（例如家族性高胆固醇血症）、戒烟、参加健康锻炼、保持理想的体重、避免肥胖、降低脂肪的摄取可以减缓。

26 糖尿病患者有哪些皮肤问题？

糖尿病患者常见脂肪萎缩、脂肪增生、渐进性细胞脂肪样坏死等皮肤改变。由于使用高度纯化的人胰岛素，脂肪萎缩现在已经不常见了。若反复注射同一部位会造成脂肪增生，增生部位胰岛素的吸收变化无常，不可预料。应该轮换注射部位来避免脂肪增生的发生。糖尿病性渐进性细胞脂肪样坏死是常常在下肢出现的微紫红色的，偶尔中心部位有苍白或溃疡相伴的一种萎缩性皮肤损害。目前原因不明，治疗有争议，预后亦不肯定。

27 什么是糖尿病足？

糖尿病患者足部问题是最常见的引起慢性残疾的原因。糖尿病周围神经病变、周围血管病变加上感染易引起足部的损伤。足部的损伤经常发生在不敏感的、缺血的和变形的脚部，导致溃疡形成、感染和坏疽。通过有效的足部监护和危险个体的筛查，这些问题的大部分可以被预防。糖尿病患者平常要注意进行适当的足部护理。每次临床就诊时，不要忘记检查足部，以早期发现和及时治疗糖尿病足。